卫生管理理论与实践

郭兆旭　季娟　张吉文　李晶　徐维悦 / 主编

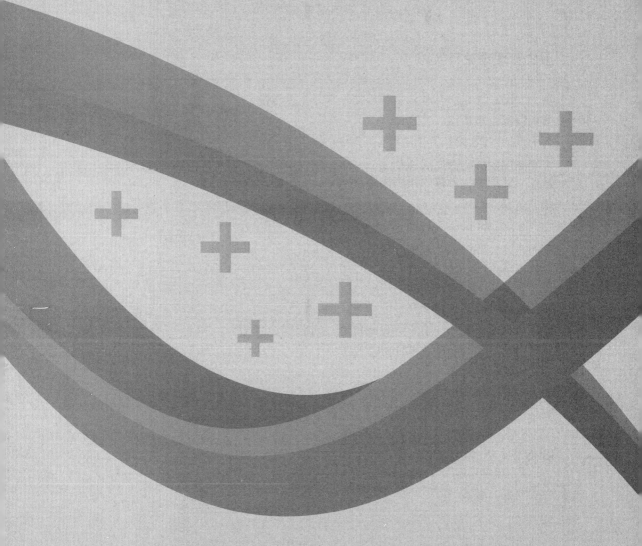

延吉·延边大学出版社

图书在版编目（CIP）数据

卫生管理理论与实践 / 郭兆旭等主编. -- 延吉：
延边大学出版社，2025. 3. -- ISBN 978-7-230-08072-9

Ⅰ. R19

中国国家版本馆 CIP 数据核字第 202598HZ96 号

卫生管理理论与实践

主　　编：郭兆旭　季娟　张吉文　李晶　徐维悦
责任编辑：金倩倩
封面设计：战　辉
出版发行：延边大学出版社
社　　址：吉林省延吉市公园路 977 号
邮　　编：133002
网　　址：http://www.ydcbs.com
E-mail：ydcbs@ydcbs.com
电　　话：0451-51027069
传　　真：0433-2732434
发行电话：0433-2733056
印　　刷：三河市同力彩印有限公司
开　　本：787 mm×1092 mm　1/16
印　　张：9
字　　数：165 千字
版　　次：2025 年 3 月　第 1 版
印　　次：2025 年 3 月　第 1 次印刷
ISBN 978-7-230-08072-9

定　　价：68.00 元

前　　言

　　卫生管理人才的培养不仅是一项至关重要的任务，更是一项兼具探索性、创新性和挑战性的工作。因此，必须全面加强卫生管理服务体系建设，特别是构建以基层医疗卫生服务网络为基础的分工明确、信息互通、资源共享、协调互动的公共卫生服务体系。随着医疗卫生事业的发展，公共卫生服务一线的基层工作者面临着新的机遇与挑战。通过开展科学规范的卫生管理服务，持续提升卫生管理工作者的专业技能和业务水平以满足新形势的需求，已成为卫生管理领域的重要任务。

　　随着我国经济社会的快速发展，卫生健康政策在经济社会政策体系中逐渐出现覆盖范围不够全面、落实程度不够充分的情况。为提高人民健康水平，党和政府工作报告多次明确提出要完善国民卫生健康政策。因此，要围绕人民健康新需求与医疗卫生事业发展新形势，聚焦重点领域和关键环节，开展基础性、战略性和综合性的政策研究，不断调整和完善卫生健康政策，为科学决策、完善立法提供重要依据。

　　世界卫生报告提出卫生系统绩效评价以来，我国在这一领域的研究迅速发展并受到广泛关注。卫生系统绩效评价在绩效监测、卫生决策、资源规划和数据系统完善等方面发挥着重要作用。研究当前具有代表性的评价模型和框架，总结并借鉴其在理论、方法和实践方面的有益经验，构建和完善我国的卫生系统绩效评价模型，对完善我国卫生系统评价制度和加强卫生管理服务体系建设具有重要意义。

　　本书分为六章，第一章对卫生事业管理基础理论与卫生管理常用研究方法进行了阐述，第二章对卫生工作方针、卫生政策法规与健康保障制度进行了系统的分析，第三章对公共卫生事件处理与服务管理相关内容进行了详细介绍，第四章对卫生信息管理相关内容进行了归纳与总结，第五章对卫生人力资源管理相关内容进行了论述，第六章对公共卫生服务绩效评价研究进行了多维度的分析。

　　由于笔者水平有限，书中可能存在不足之处，敬请广大读者批评指正，以便日后修改完善。

目　　录

第一章 卫生事业管理概述

第一节 卫生事业管理基础理论

一、管理的概念与基本职能

（一）管理的概念

理解管理含义的关键在于把握资源与目标之间的关系。管理本质上是一个决策的过程，其核心在于如何配置和利用资源（如人力、财力和物力资源，包括专业人员、医疗设备和转运设备），以实现组织目标。不能否定做这种决策的必要性，因为资源的有限性决定了必须通过科学的管理来实现资源的最优配置。

如何配置这些有限的资源是管理中的核心问题。首先，需要从宏观的角度制定卫生服务决策，在不同领域合理配置资源；其次，从可操作性的角度出发，选择适宜的方法提供服务。管理的核心目标是优化资源配置。资源配置的不平衡可能存在于多个层面，如医疗行为和公共卫生之间、不同级别的医疗服务之间、不同疾病控制计划之间、不同地域之间、不同社会和种族群体之间、医务人员和药品支出之间，以及医务人员的内部配置等。通过科学的管理，可以有效改善这些资源配置的不平衡问题。

如何制定这些决策是管理中的关键问题。管理者的角色与职责会影响决策的制定方向。管理活动应按各自的职责进行合理分工，由专职管理人员和主要做实际卫生工作的人员承担。其中，专职管理人员的主要职责是为卫生专家提供履行职能所需的空间和资源，从而支持卫生工作的高效开展。

以上讨论的重点主要集中在资源的有限性和管理者在解决主要矛盾的过程中所扮

演的关键角色上。然而，认识到与管理相关的其他限制性条件同样重要。管理者可能会采取不同的方法克服这些限制性条件，包括服从、挑战，或寻找方法周旋。实际上，管理的成功往往依赖于管理者的创造力，而并非简单地服从。这是管理区别于行政的关键特征，因为行政更倾向于遵循常规和程序来执行任务。

早期管理的定义给人以专业且机械的印象，然而，有效的管理却兼具艺术性和科学性。管理的一个独特之处在于，它在处理一些情况的时候往往会忽略自身的角色。事实上，并不存在统一的、普遍适用的管理手段，适合一种情况的管理方法未必适用于另一种情况。要想使管理有效，必须明确管理的对象，并根据实际情况灵活调整管理手段。同时，还要注重管理的政治特征。虽然管理需要一定的技术技巧，但它不可避免地需要应对各种意外变动，这种变动可能会影响整个管理队伍的工作成效，甚至导致与预期相反的结果。成功的管理不仅需要技术、技能，还需要对政治环境进行敏锐分析。在管理实践中，多种技能被发掘出来用于评估人们对特殊干预手段的态度，其中最知名的是利益相关集团分析。不同的利益集团在管理过程中所发挥的作用可能会对管理的质量、决策制定的速度、产生结果的所有权及管理的实施过程产生影响。例如，管理过程中的不同环节可能会引发相应的磋商，而这些磋商的内容往往具有不同的指导意义。

（二）管理的基本职能

1.计划与决策

"凡事预则立，不预则废。"无论是组织还是个人，无论是工作还是生活，几乎任何活动都离不开计划。只有通过制订计划，才能实现预期目标。事前是否制订计划，往往会直接影响事后的结果。

（1）计划

计划是对未来行动方案的一种说明，包括目标的具体内容、实现目标的方法与途径、实现目标的时间、由谁完成目标等。

计划工作有广义和狭义之分：广义的计划工作包括制订计划、执行计划和检查计划三个方面；狭义的计划工作是指制订计划，即根据组织内外部的实际情况，权衡客观需要和主观条件，通过科学的调查预测，提出组织在未来一定时期内所需达到的具体目标及实现这些目标的方法。

计划工作是一种特定的管理行为，是各级管理者必须完成的任务，是一种预测未来、设立目标、决定政策、选择方案的连续性程序。计划工作的根本目的是使组织在将来获得最大成效。

计划必须注重经济效益。如果一个计划能够实现预期目标，但在计划的实施过程中付出了过高或者是不必要的代价，那么这个计划的效率就是低下的。因此，在制订计划时，要始终关注计划的效率，既要考虑经济层面的利益，还要权衡非经济层面的利益和损耗。计划不仅是管理者指挥行动的依据，还是应对不确定性的重要手段，也是减少浪费、提高效益的有效方法。因此，合理的计划是管理者实施控制的基础。

（2）决策

决策是指为了达到一定的目标，从两个以上可行的方案中选择一个更合理的方案，并对其进行分析判断的过程。决策的程序如下：

①确定决策目标。决策目标是指在一定外部环境和内部条件下，通过市场调查和研究预测所能达到的结果。决策目标是根据所要解决的问题确定的，因此，必须抓住问题的关键。只有明确决策目标，才能避免决策失误。

②拟定备选方案。确定决策目标后，就应拟定实现目标的各种备选方案。拟定备选方案共分为三步：第一步是分析和研究目标实现的外部条件和内部条件、积极因素和消极因素，以及决策事物未来的运动趋势和发展状况；第二步是在此基础上，将外部环境的各种不利因素和有利因素、内部业务活动的有利条件和不利条件等，同决策事物未来的运动趋势和发展状况的各种可能性进行排列组合，拟定出实现目标的方案；第三步是将这些方案同目标要求进行初步对比，权衡利弊，从中选择出若干个利多弊少的可行方案，供进一步评估和抉择。

③评价备选方案。拟定备选方案以后，需要对其进行评价，评价标准是看哪个方案最有利于实现决策目标。常用的评价方法包括经验判断法、数学分析法和试验法。

④选择方案。选择方案就是对各种备选方案进行全面权衡，由决策者挑选一个最好的方案。

（3）目标管理

当组织的最高层管理者确定了组织的宗旨后，如何将这一宗旨转化为组织的目标，以及如何将组织的整体目标分解为每个部门及每个人的分目标，是管理中的关键问题。而目标管理是解决这些问题的现代管理方法。目标管理是由美国知名管理专家彼得·杜拉克提出的一种管理制度，其核心在于组织中的上级与下级一起商定组织的共同目标，明确各自的责任和分目标，并把这些目标作为经营、评估和奖励每个单位与个人贡献的标准。目标管理在指导思想上是以 Y 理论为基础的，即认为在目标明确的条件下，人们能够对自己负责。在具体方法上，目标管理强调，要重视人的因素，注重建立目标锁链与目标体系。

目标管理的实施步骤：

①目标建立。目标建立主要是指组织的目标制定、分解过程。由于组织的目标体系是目标管理的依据，因而这一阶段是保证目标管理有效实施的前提。在内容上，要明确组织的目的和宗旨，并结合组织内外环境确定一定期限内的具体工作目标。

②目标分解。目标分解是把组织的总目标分解成各部门的分目标和个人目标，使组织内所有员工都乐于接受组织的目标，以及明确自己在实现目标过程中应承担的责任。组织的各级目标都是总目标的一部分，组织按管理层次进行分解，形成目标连锁体系。

③目标控制。组织中的任何个人或部门的目标完成情况都将影响组织整体目标的实现进度，因此对目标实施过程的管理十分重要。组织管理者必须进行目标控制，随时了解目标实施情况，及时发现并协助解决问题。必要时，组织管理者可以根据环境的变化对目标进行适当调整。

④目标评定。目标管理注重结果，因此组织管理者需要对各部门和个人的目标完成情况进行评估。评估方式包括自我评定、群众评议、领导评审。通过评价，肯定成绩、发现问题、奖优罚劣，及时总结目标执行过程中的经验与不足，为完善下一个目标管理提供依据。

2.组织与人员配备

（1）组织

组织是为了实现特定目标，经由分工与合作，以及不同层次的权利和责任制度而构成的人的集合。组织既是一些职位和个人之间的关系网络式结构，又是一种创造结构、维持结构。任何组织都是在一定的环境下生存和发展的，环境给组织提供资源，吸收组织的产出，同时也对组织施加许多约束。组织环境包括多种要素，主要包括人力、物质、资金、气候、市场、文化、政府政策和法律。在管理学中，组织的含义可以从静态与动态两个方面来理解。从静态方面看，组织指组织结构，即反映人、职位、任务及它们之间特定关系的网络。这一网络可以把分工的范围、程度、相互之间的协调配合关系、各自的任务和职责等，用部门和层次的方式确定下来，构成组织的框架体系。从动态方面看，组织指维持与变革组织结构以完成组织目标的过程。组织机构的建立与变革，将生产经营活动的各个要素、各个环节，从时间和空间上科学地组织起来，使每个成员都能接受领导、协调行动，从而产生一种新的、大于"个人功能加小集体功能"的整体职能。

（2）人员配备

人员配备是组织根据目标和任务需要正确选择、合理使用、科学考评和培训人员，安排合适的人员去完成组织结构中规定的各项任务，从而保证实现组织整体目标和完成各项任务的职能活动。

人员配备的程序如下：

①制订用人计划，使用人计划的数量、层次和结构符合组织的目标任务和组织机构设置的要求；

②确定人员的来源，即确定是从外部招聘人员还是从内部重新调配人员；

③根据岗位标准要求，对应聘人员进行考核，确定备选人员；

④确定入选人员，必要时对其进行上岗前培训，以确保其能适用于组织需要；

⑤将确定人员安排到合适的岗位上；

⑥对员工的业绩进行考评，并据此决定员工的续聘、调动、升迁、降职或辞退。

3.控制、协调与沟通

（1）控制

控制是指组织在动态变化的环境中，为确保实现既定目标而进行的检查、监督、纠偏等管理活动。控制就是检查工作是否按既定的计划、标准和方法进行，若有偏差要分析原因，发出指示，并采取改进措施，以确保组织目标的实现。控制是一次管理循环过程的终点，同时又是新一轮管理循环活动的起点。正式控制模型是根据预定的目标或标准找出偏差并给予更正的过程，它主要依赖于对已发生的情况进行反馈。一个正式控制模型需要六个相互联系的步骤，包括限定子系统的范围、识别所要测量的特性、制定标准、收集数据、衡量绩效、诊断与更正。

管理活动采用的内部组织控制手段包括人员配备控制、对实施情况进行评价、正式组织结构控制、政策与规则控制、财务控制及自适应办法等。这些控制手段相互关联，综合使用多种控制手段往往比依靠一种控制手段更为有效。人员配备控制主要包括两方面的内容：一是对员工进行选择，二是对员工进行培训。

（2）协调

协调意味着组织的一切工作都能和谐地配合，并有利于组织取得成功。协调就是正确处理组织内外各种关系，为组织正常运转创造良好的条件和环境，促进组织目标的实现。

第一，组织内部协调。组织要想顺利运转，必须根据组织总体目标的要求，对组织内部各要素进行统筹安排和合理配置，并使各运行环节相互衔接、相互配合。完善、科学的规章制度是协调工作能够顺利进行的基本保证。

第二，组织与外部环境的协调。一是协调组织与用户的关系。其目的是促进组织与用户的有效沟通，在组织与用户之间建立起相互了解、相互信任、相互依存的关系，并使组织及时、准确掌握用户需求的变化趋势，为用户提供有价值的产品或服务，在用户心目中建立起良好的形象。二是协调组织与政府的关系。政府通过工商、税务、法律等监督和管理手段对组织进行管控，同时还通过宏观经济政策对组织施加引导。因此，协调好组织与政府的关系，有助于组织顺利发展和实现目标。三是协调组织与新闻界的关系。新闻界指报纸、电视台、电台等大众传播媒介机构。

第三，冲突协调。从管理学角度看，冲突可以理解为两个或两个以上的行为主体在特定问题上因目标不一致、看法不相同或意见分歧而产生的相互矛盾、排斥、对抗的一种态势。现代冲突理论认为，冲突具有双重性质，既可能是正面的、建设性的，也可能是负面的、破坏性的。没有冲突的组织往往会表现得僵化、对环境变化反应迟缓且缺乏创新精神，因而难以取得最佳绩效。适度的冲突可以促进组织变革，激发组织活力，从而显著提升绩效水平。基于这种认识，组织管理者的任务不再是防止和消除冲突，而是有效地协调冲突，减少其负面影响，充分发挥其积极作用。

（3）沟通

所谓沟通，是指人与人之间传达思想或交换信息的过程。沟通广泛存在于组织的管理活动中，按功能和目的可分为工具式沟通和满足需要的沟通。首先，信息沟通的核心在于传递，如果信息没有被传递到接收者那里，信息沟通就等于没有发生。其次，成功的信息沟通不仅要求信息被传递，还要求信息被理解。成功的信息沟通应包括传递和理解两层含义，即接收者所感知到的信息与发送者所发出的信息完全一致。最后，信息沟通主要是人与人之间的信息交流。

促进有效沟通的措施如下：

第一，选择合适的沟通方式。如果沟通的内容涉及上级的命令、决策等重要事宜，或需要依照规章制度行事，则适宜选择正式沟通和书面沟通；若沟通内容属于规章制度以外的问题，或属于组织成员的日常琐事，可选择非正式沟通或口头沟通。根据沟通内容的特点选择不同的沟通方式，沟通效果可能更好。

第二，善于运用反馈。由于人的知识、技能、经验、情绪等不同，因此在沟通中，常常会出现误解或解释不准确的情况。如果双方在沟通中能充分利用反馈这一要素，就可以减少此类问题的发生。

第三，学会积极倾听。在口头沟通，尤其是面对面的沟通中，积极倾听对沟通效果非常重要。倾听是主动搜索信息的过程，倾听的重要性在于促使双方在沟通过程中深入思考，从而加快信息的理解和接受。

二、公共卫生的概念

目前，国际上对于公共卫生的定义并不统一。公共卫生最简单的概念是健康促进、疾病预防和健康保护。

早期经典的公共卫生概念是由耶鲁大学查尔斯·温斯洛教授于 1920 年提出的。他认为，公共卫生是防治疾病、延长寿命、改善身体健康和功能的科学和实践。公共卫生是通过有组织的社会努力，预防疾病、促进健康和效率的科学和实践，包括：改善环境卫生状况、控制传染病、教育公众保持个人卫生、组织医疗和护理服务以提供早期诊断和治疗，发展有效的社会体制以保证每个人拥有足以维持其健康的生活水准。世界卫生组织（World Health Organization，WHO）于 1952 年采纳这一定义并沿用至今。迄今为止，该定义仍被认为是最有远见和最全面的。

1995 年，美国医学会对于公共卫生做出如下定义：公共卫生就是履行社会责任，以确保向居民提供维护健康的条件，这些条件包括生产、生活环境、生活行为方式和医疗卫生服务。

1998 年，《现代预防医学辞典》对公共卫生的定义为：公共卫生是以社会为对象，以行政管理、法规监督、宣传教育为手段，通过宏观调控协调社会力量，改善社会卫生状况，提高全民健康水平的一种社会管理职能。它是在现代社会发展、人们的健康日益成为社会问题的情况下，在预防医学领域中最能体现医学与社会经济发展和社会稳定密切关联的社会管理职能。

2003年7月，国务院原副总理吴仪在全国卫生工作会议上提出："公共卫生就是组织社会共同努力，改善环境卫生条件，预防控制传染病和其他疾病流行，培养良好卫生习惯和文明生活方式，提供医疗服务，达到预防疾病，促进人民身体健康的目的。"这一界定指出了公共卫生的服务范围、长期目标和政府职能，勾画了我国公共卫生的整体框架，与国际界定的高度与视角基本一致。

2004年，罗伯特·比格尔霍尔教授对现代公共卫生的理论和实践特征进行了如下总结：公共卫生是通过集体行动改善健康，以持久的全人群健康改善为目标的集体行动。这个定义尽管简短，但是充分反映了现代公共卫生的特点：①需要集体的、合作的、有组织的行动；②强调可持续性，即需要持久的政策；③目标是全人群的健康改善，减少健康的不平等。

至此，国内外对于公共卫生定义的研究大多只着眼于公共卫生"做什么"和"怎么做"。2009年10月，在北京召开的中华医学会首届全国公共卫生学术会议提出：中国公共卫生是以保障和促进公众健康为宗旨的公共事业，通过国家与社会共同努力，防控疾病与伤残，改善与健康相关的自然和社会环境，提供基本医疗卫生服务，培养公众健康素养，实现全社会的健康促进，创建人人享有健康的社会。

中华医学会公共卫生分会第七届主任委员、中国疾病预防控制中心流行病学前首席科学家曾光教授表示，中华医学会首届全国公共卫生学术会议提出的中国公共卫生定义具有重要意义，主要体现在以下方面：第一，明确了公共卫生为国家和全体人民共同努力的公共事业，地方各级政府负有保障和促进公众健康不可推卸的责任，全体人民都是公共卫生事业的主人公。第二，强调公共卫生保障每个公民的健康权利，每个公民都有获得与生俱有的健康和长寿的权利。第三，提出公共卫生四大任务，即预防控制疾病与伤残，改善与健康相关的自然和社会环境，提供基本医疗卫生服务，提高公众健康素养。

三、卫生事业管理的概念

卫生事业管理是指政府、卫生行政部门及有关行政部门根据卫生事业的规律和特点，将卫生资源进行优化配置，及时合理地提供给全体人民，并对维护和增进人民健康的组织体系、系统活动和社会措施进行管理。

（一）卫生事业管理的主体

卫生事业是一项社会事业。社会事业与一般的行业存在明显的区别，能够被称为社会事业的只有科学、教育、文化、卫生等少数几项。社会事业具有显著的公益性，而其他社会行业的公益性质则不明显。在所有的社会事业中，政府都应发挥组织和领导作用，而其他社会行业的运行主要依靠市场的力量。卫生事业管理的主体是政府、政府卫生行政部门和其他相关部门（如发展和改革部门、劳动和社会保障部门等）。

（二）卫生事业管理的方式

1.计划方式

计划具有方向性、指令性和指导性。卫生事业管理的计划方式主要表现为：社会经济发展的中长期计划中对卫生事业的规划、卫生事业发展的中长期计划、区域卫生规划、卫生事业的财政预算、医疗机构设置规划等。各种卫生计划在明确事业发展目标、选择适当政策措施、保持医疗资源供需合理、优化卫生资源配置和提高资源利用效率等方面发挥着重要作用。计划方式包括计划编制、计划实施和计划评价等阶段。

2.法律方式

法律方式是指政府通过法律法规来调整各社会主体之间的关系。法律手段具有约束性、强制性和稳定性。卫生事业管理的法律方式表现为：由全国人民代表大会及其常务委员会制定的法律规范，如《中华人民共和国医师法》；由国务院制定的卫生行政管理方面的规范性文件，如《医疗机构管理条例》；由地方人民代表大会及其常务委员会制定的针对本地区卫生工作实际情况的法律规范；由政府制定的关于卫生行政管理的规范性文件，包括省、自治区、直辖市和设区的市、自治州的人民政府，根据法律、行政法规和本省、自治区、直辖市的地方性法规制定的规章；由国务院卫生健康等行政部门制定的对卫生行业的技术要求、管理要求等作出的统一规定，即卫生标准，具体分为强制性卫生标准和推荐性卫生标准，其中强制性卫生标准具有法律约束力，必须严格执行。

各种法律法规依靠一定的强制性，确保卫生事业沿着法治化的轨道稳定运行，保证卫生行政部门依法实施管理。

3.经济方式

经济方式是指政府通过经济机制对卫生机构的运行进行调节和控制的方式。经济方式具有间接性、灵活性、灵敏性和自觉性的特点，主要包括财政手段、价格手段、税收手段和收费手段等。随着我国市场经济体制的发展，政府对卫生机构管理的经济方式日益多样化，更加注重科学化与合理化，越来越注重成本评价和效果评价。

4.行政方式

政府运用行政方式管理卫生事业的主要表现为政策和行政命令。政府通过行政方式规范各社会主体的行为，并引导卫生机构提供符合人民群众需要的服务。

5.项目方式

项目方式是近年来兴起的一种由政府管理卫生事业的方式，其核心是预先明确一项重要的卫生工作的目标、资源投入、项目主体和负责人、起止时间，并按照计划、实施、评估等环节进行管理。项目方式的优点是能够及时总结经验和教训，从而有效避免工作中出现偏差。

（三）卫生事业管理的对象

1.卫生机构及相关机构

卫生机构及相关机构包括卫生服务的提供机构、卫生行政机关、医疗保险管理经办机构、药品和卫生材料的生产经营机构、医学教育和科研机构，以及为卫生事业发展提供财政和政策支持的政府机构等。卫生事业管理活动通过协调这些机构之间的关系，规范这些机构的行为，确保卫生工作的质量、效率和公平，从而保证社会的卫生安全。

2.卫生服务的提供者及相关人员

卫生服务的提供者及相关人员包括提供卫生服务的各级各类卫生技术人员、卫生行政人员、医疗保险机构的经办人员和接受卫生服务的各类人员。卫生事业的管理过程通过协调这些人员之间的关系，规范这些人员的行为，确保卫生服务的质量、效率和公平，从而保证社会的卫生安全。

（四）卫生事业管理的内容

1.优化卫生政策

卫生政策是指政府为保障人民健康而制定的方针、措施和行为规范。卫生政策对卫生事业发展的影响是巨大的，一个国家或地区卫生事业发展的成败得失，很大程度上取决于这个国家或地区卫生政策的优劣正误。因此，卫生事业管理首先是对卫生政策的管理。卫生政策管理包括卫生政策的研究制定、实施和政策分析评价。

2.合理配置卫生资源

卫生事业的运行和发展需要使用大量的卫生资源，这些资源包括人、财、物、技术、信息等。卫生事业管理的核心在于科学管理这些资源，合理配置这些资源，以实现卫生资源的优化配置，提高资源利用效率，提升卫生服务的质量。

3.科学编制和实施卫生计划

计划是卫生工作的首要职能，也是卫生事业管理的主要内容。卫生事业管理通过科学的卫生计划明确发展目标，选择适当的卫生行为规范和措施，规定合理的卫生资源投入，保证卫生工作沿着正确的轨道前进。

4.提升卫生系统功能

卫生事业管理针对上述机构和人员，构建了复杂的系统和体系，如医疗服务体系、医疗保险体系、卫生管理体系、公共卫生体系、卫生监督执法体系等，这些体系共同组成了卫生系统。卫生事业管理的目标在于实现这些体系的良性互动和有机配合，从而推动系统功能的整体优化和系统产出的最大化。

四、我国卫生事业管理的理论体系建设

（一）在理论问题上统一

在卫生事业管理中有一些理论问题必须统一认识。比如，卫生事业机构究竟属于什么性质的单位？目前关于这一问题的议论很多。我国卫生事业是政府实行一定福利政策的社会公益事业，但也需要有效的经营管理，以便能够充分发挥它为人民的健康需要服务的作用。由于现阶段卫生事业单位使用的仪器设备、材料药品等属于商品，因此在经营管理中必须重视经济规律的作用。但卫生事业机构并不是营利单位，它的经营性质是与企业单位截然不同的。现在有些卫生事业机构存在亏损现象，有些人就简单地认为将卫生事业机构作为企业单位来经营管理就可以解决问题，因而在改革中套用企业单位的经营方法，采用各种手段赚钱，以致损害了卫生事业的声誉，给人民群众（卫生消费者）

带来了不良影响。这种情况的发生,与当前理论概念的混乱密切相关。在现阶段,既要遵循经济规律,又不能因此改变社会主义卫生事业机构的性质。此外,从体制层面来看,要从经济理论、社会学和管理科学的角度进行深入研究。

在相关理论问题上,必须经过认真的学术讨论,结合改革实践,逐步形成一套公认的、符合社会主义理论原则的观点。只有这样,才能为建立卫生事业管理的理论体系奠定坚实基础。

(二)确立先进的管理思想

为建立具有中国特色的卫生事业管理理论体系,必须确立先进的管理思想。这一理论体系既要符合我国国情,又要反映当前的先进管理思想。在以往卫生工作的管理实践中,有许多适合我国实际情况且行之有效的做法。比如,组织群众参与卫生预防工作,实现领导、卫生技术人员和群众(卫生消费者或受益者)的三方结合,以及分层次的目标管理等,都是宝贵的经验,应该将其加以理论化概括,然后纳入我国的管理理论体系中。同时,还需要运用与新技术革命密切相关的管理学科理论和技术,如系统工程、信息论、控制论、概率论等,以及医学社会学、社会心理学等学科的观点和方法,并将我国的实践经验和当代先进的管理理论技术相结合,从而确保我国卫生事业管理理论体系的先进性、科学性、实践性和可行性。当前,迫切需要一个理论体系来指导卫生事业管理工作,以推动我国卫生事业蓬勃发展。

(三)在改革的实践中建立理论体系

在建立卫生事业管理理论体系的过程中,除了需要总结我国以往的经验,借鉴国外有关卫生事业管理的理论和经验,还需要从当前卫生事业机构的改革中汲取营养,丰富理论思想。改革过程中会出现各种不同的管理思想和管理技术方法,要善于发掘和提炼。可以在众多的改革方案中逐步概括和提炼出可供选择的方案,为构建我国卫生事业管理理论体系奠定基础。当然,这一过程需要反复实践和深入讨论。尽管任务艰巨,但只要认真做好调查研究,坚持实事求是的科学态度,就一定能够建立一个先进的、符合我国国情的、在实际工作中行之有效的卫生事业管理理论体系。《中国卫生事业管理》杂志的创刊是我国卫生界的一件大事,它为讨论和研究卫生事业管理问题提供重要平台,并为构建理论体系和推动我国卫生事业管理的发展做出贡献。

第二节 卫生管理常用研究方法

一、模型与工具

选择模型后，还需要借用多种工具完成任务。这里的工具是指有助于从事某项职业或专业的东西。工具可用于操作，如仪器。普通的规划工具包括调查、计算风险比、档案研究、流程图和组群管理工具等。数以百计的工具涵盖范围很广，从用于组群管理的一般方法，到用于建模和统计分析的高度复杂的计算机软件。从技术上讲，规划工作强调学习如何选择和使用合适的工具来处理任务。许多学科的教科书都曾教授如何理解和使用不同工具的知识。此外，一些网站也提供了相关"工具盒"，用于改革组织或社区的规划工作。

（一）选择一个模型

在规划活动的早期阶段，最重要的活动是选择合适的模型。没有简单的公式或者决策树可以直接用于选择适合特定情况下的最好模型，因此，在规划过程早期，最好花时间了解不同的规划模型。如果活动范围涉及特定健康问题，从教科书入手可能会更加高效。此外，通过医学索引 MEDLINE 检索期刊文献或在线出版物，也可能会获得丰富的参考资料。在某些情况下，政府机构会提供技术援助，并出版规划手册以支持地方机构的规划工作。比如，对于部分应急工作，可以通过网络检索工具找到相关的规划指南或者手册。另外，通过电话联系资助机构或聘请经验丰富的顾问，也可能有助于做出适当的选择。

没有一个模型能够适用于所有情况，也没有证据资料能够明确说明哪一个模型更好。一些研究者对多个比较常见的健康改善规划模型进行了总结。通过比较这些模型在不同阶段的具体步骤，可以发现可选择的模型范围很广，如简单的模型，以及能够处理个人、组织和社区各类事务的指南等。

（二）综合健康促进模型

综合健康促进模型适用于多种情况且十分有效。大部分的模型是基于不同情境中的开发者或用户的经验开发的。然而，所有模型都将用于某个特定的环境。一些模型（和发表的报告）可能强调消费者或利益相关者的投入，还有一些模型可能是从"负责机构"的角度发展而来，强调专业角色和领导。教科书、网站和杂志中的个案研究推荐了一些工具和技术，这些工具和技术有助于完成规划和改善工作中不同阶段的任务完成条件。所有模型都有助于在社区和机构层面创建相关的术语库，明确变革过程的流程。综合模型通常会含蓄或明确地假设规划工作拥有强大且资金充足的赞助者，这些赞助者通常来自某个机构或组织。同时，这些模型会假设规划过程由专业的规划者管理。

计划-执行模型是当前公共卫生领域应用较为广泛的模型之一。该模型由格林教授团队历时多年开发和测试，并时常被健康教育和公共卫生教科书引用。计划期包括社会学评估、流行病学评估、行为和环境评估、教育和生态评估及管理评估，执行期包括执行评估、过程评估、影响评估和结果评估。

社区卫生多层次工作法是由美国疾病控制与预防中心（Centers for Disease Control and Prevention，CDC）开发的，包括五个主要部分，每个部分又细分为多个步骤。这个模型的优势在于其对于干预工作的清晰理解，强调干预工作可在个体、组织、政府与社区等多个层次上展开。

规划和伙伴关系动员行动（Mobilizing for Action through Planning and Partnerships，MAPP）模型是由美国国家县市卫生官员协会（National Association of County and City Health Officials，NACCHO）、美国疾病预防控制中心和卫生资源和服务管理局（Health Resources and Services Administration，HRSA）联合开发的。在针对复杂问题制订计划和实施高效且具备可持续性的解决方案时，MAPP 模型强调公共卫生机构在这一过程中构建社区参与的作用。MAPP 模型的九个步骤包括组织行动、确定行动目标和建立问责制、制订行动计划、总结行动计划以发现协作机会、执行和监督行动计划、准备评估工作、开展评估、收集可信的证据和评估结论，以及最后的总结经验教训并庆祝成功。MAPP 模型源自 NACCHO 编写的公共卫生卓越评估方案（Assessment Protocol for Excellence in Public Health，APEXPH）。MAPP 模型中包含了 APEXPH 中的许多模型和方法。环境卫生的社区绩效评估方案是一个侧重于环境卫生规划的模型，它也是由 NACCHO 开发的。

社区工具箱是由堪萨斯大学健康促进和社区发展工作组开发的，1995 年起，该工具箱作为健康社区项目的资源在网站上出现。与社区卫生多层次工作法和计划-执行模型类似，该工具箱也包括社区卫生规划和发展的模型，但它更强调在社区卫生改善周期过程中提升组织和领导能力。网站上的教科书和工具中包括领导力、策略规划、社区评估、项目申请书撰写和评估等核心内容，网站上还介绍了与其他综合模型相似的社区卫生规划和改善框架，相关工具包括分步详解指南、案例、工作清单和培训材料。"最好的实践"板块可以链接到其他收集最佳实践和循证实践信息的在线知识库，这些信息通常针对社区卫生的一般性问题和重点问题，如艾滋病、慢性病以及物质滥用等。

二、政策研究情景分析法

情景分析法即幕景分析法，是一种能识别关键因素及其影响的方法。该方法重在循证，将量化和非量化的资料结合起来，按照事件内在关系进行全方位、分层次的描述性分析，寻找问题症结，为进一步研究提供科学依据。

（一）政策研究情景分析法的概念及特点

政策研究情景分析法是世界卫生组织西太区进行的政策研究课题，目的是研究和探讨卫生事业发展状况和政策取向与当地社会、经济、自然环境、人口特征、观念行为等因素之间的相互关系和影响程度，及时发现和解决问题，从而促进当地卫生事业的健康有序发展。政策研究情景分析法主要是运用系统的观点看待和分析问题。它根据社会发展态势的多样性，分析系统内外相关问题，设计出政策预期可能出现的多种情景，然后用类似撰写电影剧本的方法，对系统发展态势及其可能产生的影响进行全程的情景化描述。

政策研究情景分析法吸收了定性方法和定量方法的优点，成功实现了定性研究与定量研究的灵活综合运用。其特点主要包括以下几个方面：

第一，政策研究情景分析法使用范围广泛，能够全面、灵活地考虑各种复杂问题。

第二，政策研究情景分析法能够针对不同的情景采用与之相适应的方法，灵活地将定性研究与定量研究相结合。首先通过定性研究分析各种可能性，然后通过定量研究提供具体尺度，为管理者提供更科学的决策依据，并及时发现未来可能出现的问题，以便进行事前控制。

第三，政策研究情景分析法的结果大致分两类：一类是对未来政策实施过程中某种状态的描述；另一类是对政策制定及管理决策发展过程的描述，包括未来政策可能出现的一系列变化。决策者可以根据政策研究情景分析法的结果，了解未来某种机会所能带来的最好、最可能发生和最坏的情况，以及在这三种不同情况下可能发生的事件和风险。

第四，政策研究情景分析法充分利用原有数据，研究和分析历年统计数据和总结资料，较为省时、省钱、省人力，而且在资料选择时注意点面结合，保证结论的准确性和说服力。

（二）政策研究情景分析法的操作步骤

政策研究情景分析法的具体操作步骤如下：

在进行政策研究情景分析之前，首先需要确定分析和研究的主题，以便围绕主题收集相关资料；

其次要充分考虑该主题在相关领域的未来发展趋势，运用系统的观点寻找影响主题的环境因素，尽可能全面地分析不同因素对主题的影响程度；

最后将上一步分析所得到的因素分成几个领域，分析在不同领域影响下主题实现的可能性，同时评估突发事件的可能性及其影响，对主题可能出现的状况进行全面分析。

20 世纪 70 年代中期以来，政策研究情景分析法在国外得到了广泛应用，并衍生出一些具体的方法，如未来情景分析法、目标展开分析法、空隙填补分析法等。一些大型跨国公司在对一些大项目进行风险预测和识别时也逐渐采用了政策研究情景分析法。然而，因其操作过程比较复杂，目前此法在我国的应用相对较少。

第一，政策未来情景分析法。该分析法通常将未来界定为以下三种情形：无突变情景、悲观情景、乐观情景。首先，假设目前状况将持续发展，并以此为基础预测未来，就得到了无突变情景；其次，找出对未来情景有影响的各种环境因素，使其发生不同程度的变化，从而得到有利环境和不利环境；最后，分析在有利环境和不利环境下分别能得到什么样的乐观情景和悲观情景。

第二，政策目标展开分析法。该分析法立足未来，分析现在，即先确定目标，再分析如何实现目标。在分析过程中，可根据总目标设计出各自子目标，再分析实现这些目标需要满足的环境和条件，从而寻找最佳实现路径。

第三，政策空隙填补分析法。该分析法立足现在和未来，寻找两者之间的中间路径。它根据当前政策发展和执行状况，分析若按此趋势发展，未来可能会出现的结果，再根据当前与未来的差距，确定中间的实现路径。此分析法与政策目标展开分析法相类似，但更强调阶段性。

（三）政策研究情景分析法的适用条件与范围

政策研究情景分析法适用于以下情形：

一是用于提醒决策者注意某种措施或政策可能带来的风险或产生的危机；

二是用于建议政策执行中需要进行监视的风险区域；

三是用于分析某些关键因素对未来可能会产生的影响；

四是用于提醒政府和社会密切关注某种技术的发展可能会给人们带来的风险。

但是，情景分析法也有一定的局限性，特别是在运用该方法进行政策研究时要注意避免"隧道眼光"现象。因为所有情景分析都是围绕当前状况和现有信息进行考虑，可能与实际情况存在一定的偏差，就像从隧道中观察外部世界一样。所以，为避免此现象带来的弊端，最好将情景分析法与其他分析方法结合使用，以提高分析的全面性和准确性。

（四）政策研究情景分析法的应用及意义

随着经济和文化的发展，世界各国的人口结构、主要健康问题、疾病流行模式和危险因素等均产生了巨大变化，这使得卫生服务需要、需求的数量和内涵也随之发生本质性的变化。这些变化不仅对经济和社会发展产生了深刻的影响，也给国家卫生政策和卫生服务体制改革带来了机遇与挑战。因此，对卫生政策进行分析和研究，制定符合时代要求的卫生政策已成为当务之急。

政策研究情景分析法在卫生事业管理中的应用，是把卫生改革和政策研究置于社会经济改革全局中加以考虑，帮助卫生行政部门更高效地利用原有数据，有利于卫生行政部门提高卫生政策研究水平和循证决策能力，及时发现卫生改革中出现的问题，并加以解决，尽最大努力使卫生改革更符合人民的需求，从而促进卫生事业的可持续发展。

三、现场调查

（一）现场调查的原则

现场调查是研究和验证人群中卫生相关事件的影响因素，促进和提高人群健康效益的重要研究方法之一。现场调查应体现以下基本原则：

1.科学性原则

现场调查应以科学理论和客观事实为依据，采用科学的方法进行方案设计、问卷编制、数据收集和整理分析，以获取可靠的、有效的、准确的和有代表性的信息资料。科学性原则保证了现场调查工作方法的先进性和合理性。

2.实事求是原则

调查人员自始至终应保持客观中立的态度去寻求反映事物真实状态的准确信息，不带任何主观意愿或偏见，也不受任何委托人或管理部门的影响或压力去从事调查活动，从而保证调查结果的准确性和真实性。实事求是原则是调查研究的立足点和出发点。

3.群体性原则

现场调查必须立足于广大调查对象，坚持相信和依赖群众。调查人员既要处理好与调查对象的关系，取得他们的信任与支持，又要保持严肃认真的态度，学会深入群众。群体性原则是确保现场调查获得大量真实的第一手资料的有力支撑。

4.需要性原则

在开展现场调查前，应考虑健康事件或卫生问题的紧急程度，对于国家或地区急需解决的事件或问题，应优先开展调查。需要性原则决定了开展不同现场调查的先后顺序。

5.可行性原则

在开展现场调查前，要充分评估调查现场的基础设施、人力和物力投入是否允许开展这样一项研究，并考虑当地职能机构和人群的配合度。对于可行性不佳的项目，应谨慎开展调查。可行性原则是现场调查能否顺利开展的决定性因素。

6.效益性原则

现场调查是一项特殊的实践活动，应讲求实效性，重视优化过程。在调查前要做好充分的准备工作，制订人力、财力和物力的使用计划和控制措施，以减少浪费。效益性原则有助于现场调查达到投入与产出的最佳效能比。

7.现场调查与实验室检测相结合原则

现代医学对疾病病因和干预控制措施的认知越来越深入，仅依靠现场调查或实验室检测无法有效验证疾病的病因或干预控制措施的效果。现场调查与实验室检测相结合原则是获得更为深刻且具有指导意义的研究结果的重要条件。

8.控制优先原则

对于突发性事件，在原因未明时，首先要采取措施控制事件态势的进一步发展。因此，在开展现场调查前，应采取一定的控制措施，边调查边分析，逐步调整和优化控制策略。控制优先原则有利于将突发性事件对人群的伤害降至最低。

（二）现场调查的基本步骤

1.提出问题和明确调查目标、指标

提出问题就是明确通过调查研究，期望解决哪些问题、需要什么样的资料，以及这些资料各有什么用途等。明确调查的问题后，要确定研究的总体目标和具体目标，并通过具体的调查指标加以体现。在选题和确定研究目标的过程中，文献阅读和专家论证非常重要。调查指标尽量选择客观性强、灵敏度高、精确性好的指标，不要贪多求全，以免浪费人力、物力、财力和时间。

2.确定调查对象和单位

调查对象和单位的确定应根据调查目的，确定相应的目标同质范围。组成整体的观察单位可以是一个人、一个家庭、一个集体单位，也可以是"人次"。调查对象和单位的确定要有明确的纳入标准和排除标准。对于抽样调查，调查对象和单位的确定还要考虑样本量的问题，进行相应的样本含量估算。样本量和样本含量是两个相关但不同的概念。从定义上看，样本量指从总体中抽取的样本元素的总个数，是一个具体的数值；样本含量指研究工作中所含有的研究对象的个数或例数，通常用于描述研究中的样本规模。从应用场景上看，样本量是选择检验统计量的重要依据，样本含量则更强调研究对象的数量对研究结果的影响。抽样调查的原则是在保证调查结果具有一定可靠性的前提下，确定最少的样本例数。

3.确定调查方案

调查方案需要根据调查目的、调查对象范围和调查条件等综合考虑来确定。若调查目的是了解目标总体特征，则可采用横断面调查方法；若调查目的是研究事物之间的相互关系或检验病因假说，则可采用病例对照研究方法或队列研究方法；若调查涉及的目标总体不大，且人力、物力和时间充足，可以考虑采用普查方法；若调查涉及的目标总体非常大，且人力、物力投入有限时，则考虑采用抽样调查方法。现场观察法和访谈法，特别是应用问卷的调查方法是常用的资料收集方式，它们既可独立使用，也可联合使用。

4.确定调查项目和编制调查表

这一步主要是根据调查的具体目标确定调查类目，进而确定具体的调查项目，包括分析项目和备查项目。分析项目是为调查目的服务的，可以直接用于调查资料的统计分析。备查项目是为保证分析项目的完整性和正确性，便于对其进行核查、补充和更正而设置的，不能直接用于分析。把调查项目按逻辑顺序排列供调查使用的表格即为调查表。在编制调查表时，调查项目务必精简，必需的分析项目一个也不可少，备查项目则不宜过多。项目的定义应明确，表述应通俗易懂，尽量做到不加说明或稍加说明即可统一标准。每个调查表只调查一个对象时可用单一表或卡片，适用于项目较多的情形；每个调查表调查多个对象时可用一览表，适用于项目较少的情形。

5.调查计划的制订和实施

现场调查实施前应制订详细的工作计划，包括组织协调人员和职责、宣传资料准备、宣传动员工作的安排、时间进度安排、调查员培训，以及人力、物力投入和经费预算等。调查问卷必须通过预调查并完成修订后才能印制，问卷调查的核查制度等应有详细规定。在正式调查前应先做小范围的预调查，检验调查设计的合理性，并及时修改计划。在现场调查实施过程中，应严格按照计划执行，并定期交流反馈、总结经验，发现问题要及时改进；整个计划的组织实施要有详细的工作记录，对于原始记录要及时检查，以便补充和修正，保证资料的完整性和正确性。

6.数据资料的整理和分析

收集到的原始资料必须经过整理和分析，去伪存真，以揭示事物的本质和规律。对于定量调查获得的资料，其核对和整理工作包括对调查问卷进行及时检查与校核，以及对录入数据库的数据进行检查与校核。定性调查获得的资料往往是文字记录、录音和影像资料等。目前，定性研究往往被要求留下录音或影像资料，研究者需要反复收听录音或观看影像资料，尽可能将听到的或看到的内容以文字形式记录下来。记录的内容不仅包括语言，还应涵盖某些有特殊意义的情景，如神情变化和语言停顿等。资料分析也需要依据定性资料和定量资料进行分类，并采用相应的分析策略和方法，分析时应说明指标内涵与计算方法、控制混杂因素的方法等。

7.调查报告撰写、递交与信息传播

待所有的调查研究和分析工作结束后，研究者需要撰写调查分析报告，递交给相应职能部门，并考虑是否有相应的政策修订建议。对科学研究或实践有推广和借鉴意义的调查成果，研究者可以考虑撰写科研论文，争取在高影响因子的期刊上发表，或是以墙报、会议报告的形式向同行呈现。

（三）现场调查的方案及设计要点

描述性流行病学研究和分析性流行病学研究是现场调查的常用设计方案，前者主要为现况研究，后者则主要包括病例对照研究和队列研究。不同的研究目的决定了不同的研究内容与研究方案。

1.现况研究

现况研究又被称为横断面研究，它通过对特定时间或特定范围内的人群进行特定变量与疾病或健康状况关系的描述，比较分析患病组与非患病组的暴露情况，或暴露组与非暴露组的患病情况，从而为进一步研究提供线索。现况研究的设计要点如下：

（1）调查对象

确定合适的调查对象是顺利开展现况研究的关键环节，应根据研究目的对调查对象的人群分布特征、地域范围及时间点做出明确规定，并结合实际情况，评估在目标人群中开展调查的可行性。应根据不同的调查对象，选择不同的调查方法。例如，普查可以将调查对象规定为某个区域内的全体居民，抽样调查的调查对象则为总体的一个代表性样本。

（2）样本含量

现况研究常采用抽样调查或将普查与抽样调查相结合的方法开展现场调查。抽样调查中样本含量的决定因素包括预期患病率（P）、容许误差（d）和显著性水平（α）。若抽样调查的分析指标为计数资料，则其样本量计算公式为：

$$n = \frac{Z_\alpha \times pq}{d^2} \qquad\qquad (1-1)$$

上式中，n 为样本量，p 为目标事件的预期患病率，$q=1-p$，d 为容许误差，Z_α 为显著性检验的统计量。

（3）资料收集方法

在现况研究中，现场调查的资料收集方法一旦确定便不能更改，以避免研究资料不同质。常用的资料收集方法主要包括两种：一是测定或检查法，如检测心率、血压是否正常，肺功能是否正常；二是调查表询问法，如吸烟、饮酒等情况的调查，饮食习惯、运动习惯的调查。

（4）资料整理分析

在现况研究中，需要仔细检查现场调查的原始资料，确保资料的完整性和准确性，并按明确规定的分类标准进行归类。根据个体暴露特征与疾病资料，可将人群分为暴露组和非暴露组，或按暴露的不同水平进行分组，比较分析各组间疾病频率分布；也可将人群分为患病组和非患病组，比较分析各组间的暴露率分布。

2.病例对照研究

病例对照研究是以确诊患有某病的个体作为病例，以未患该病的具有可比性的个体作为对照，通过收集其既往研究因素的暴露情况，推测疾病与暴露之间有无关联及关联强度的一种观察性研究方法。

（1）调查对象

病例可以是人群中某病的全部病例或其随机样本，也可以是一个或多个医院的某病病例，宜选择诊断明确的新发病例；对照可以是人群中未患该病的全部个体或其随机样本，也可以是病例所在医院的其他非该病患者，且应为病例来源人群的无偏样本。

（2）样本含量

影响病例对照研究样本含量的因素包括对照组暴露率（p_0）、病例组暴露率（p_1）、显著性水平（α）和检验把握度（$1-\beta$）。在成组设计的病例对照研究中，若病例数与对照数相等，则其样本含量的计算公式为：

$$n = 2\overline{pq}(Z_\alpha + Z_\beta)^2 / (p_1 - p_0)^2 \qquad\qquad (1-2)$$

上式中 n 为样本量，p_0 为对照组的预期暴露率，p_1 为病例组的预期暴露率，$\overline{p}$ 为 p_1 和 p_0 的平均值，$\overline{q}=1-p$，Z_α、Z_β 为标准正态分布的单/双临界值。

不同的匹配方式需要采用不同的样本含量计算方法。除了可以利用公式计算,还可查表计算。

（3）资料收集

在病例对照研究中,现场调查的资料收集主要依靠询问和填写问卷的方式,有时需辅以查阅档案、采样化验、实地查看,以及咨询有关人员、机构等。无论采取何种收集方法,都应有质量控制,以保证资料的准确性。

（4）资料整理

病例对照研究资料的整理通常采用表 1-1 的模式。在进行资料整理时,既要做好一般特征描述、均衡性检验等描述性分析,也要根据分层情况选择相应的统计方法,并计算相关统计推断指标,如比值比（OR）。其计算公式为:

$$OR = \frac{a/c}{b/d} = \frac{ad}{bc} \qquad (1-3)$$

表 1-1 病例对照研究资料整理表

暴露	病例组	对照组	合计
有	a	b	$a+c=n_1$
无	c	d	$c+d=n_0$
合计	$a+c=m_1$	$b+d=m_0$	$a+b+c+d=t$

3.队列研究

队列研究是将某一特定人群按是否暴露于可疑因素或暴露程度分为若干亚组,随访观察一段时间后,比较不同亚组之间结局的差异,检验暴露因素与结局之间有无关联及关联强度的一种观察性研究方法。

（1）调查对象

暴露人群可以是某个职业人群,可以是暴露于某些罕见特殊因素的人群,也可以是某行政区域或地理区域范围内暴露于欲研究因素的人群,一般宜选择可以提供可靠暴露史且便于随访观察的人群。对照人群可以是同一研究人群中未暴露于所研究因素的对象，也可以是研究人群之外的某个人群，还可以是某区域范围内的全部人群，有时可同时用上述两种或两种以上的形式，选择多组人群作为对照。对照人群与暴露人群应具有可比性。

（2）样本含量

影响队列研究样本含量的因素包括暴露人群发病率（p_1），对照人群发病率（p_0）、显著性水平（α）和检验把握度（$1-\beta$）。其计算公式为：

$$n = \frac{(Z_\alpha\sqrt{2\overline{pq}} + Z_\beta\sqrt{p_0q_0 + p_1q_1})^2}{(p_1 - p_0)^2} \qquad (1\text{-}4)$$

上式中 n 为样本量，p_1 为暴露组的预期结局事件发生率，p_0 为非暴露组的预期结局事件发生率，$\overline{p}$ 为 p_0 和 p_1 的平均值，$\overline{q}=1-p$，Z_α、Z_β 为标准正态分布的单/双临界值。

若暴露人群发病率无法获得，可设法取得相对危险度（RR）的值进行换算。

（3）资料收集方法

队列研究的调查资料包括基线资料和随访资料。基线资料在选定研究对象之后进行收集，包括暴露出来的资料和个体的其他信息，如年龄、性别、职业、文化程度、生活习惯、疾病和健康状况等，一般通过查阅档案记录、体格检查、实验室检测和环境调查等方式获取。随访资料需要根据随访方法的不同采用不同的收集方法，每次随访均需要收集一次资料。若观察时间较短，可在观察结束时一次性收集完成。

（4）资料整理分析

队列研究资料的整理一般采用表 1-2 的模式。对结局事件发生率的计算常涉及累积发病率、发病密度、标化死亡比等指标。在主要效应测量指标中，常见的有相对危险度、归因危险度、归因危险度百分比、人群归因危险度等，其中相对危险度是最基本的效应指标。其计算公式为：

$$RR = \frac{a/n_1}{c/n_0} = \frac{an_0}{bn_1} \qquad (1\text{-}5)$$

表 1-2 队列研究资料整理表

暴露	病例组	对照组	合计	发病率
有	a	b	$a+c=n_1$	a/n_1
无	c	d	$c+d=n_0$	c/n_0
合计	$a+c=m_1$	$b+d=m_0$	$a+b+c+d=t$	

四、关键路径与临床路径

关键路径由美国杜邦公司于 1957 年提出，并广泛应用于社会各个领域。在卫生领域，特别是医院的日常运作中，关键路径的运用十分广泛。临床路径是指以循证医学为基础，由医院管理人员、卫生行政部门的医学或管理人员，以及其他多个相关学科的专业人员，针对某种疾病的诊断和处置方法、质量保证及质量改进等卫生医疗服务问题，以加强病例管理、提高疾病的诊治疗效、降低医疗成本、有效地利用有限的卫生资源为目的而制定的一种有着严格工作程序和准确时间要求的标准化诊疗模式。

在临床路径的发展历程中，有着不同的名称，包括临床路径、关键路径、整合照顾、临床协议、康复途径等，在我国最常用的名称是"临床路径"。

（一）关键路径与临床路径概述

关键路径是运筹学（系统工程）中常见的一种方法，通过计算分析完成任务或者项目的最短工期和最低成本，找到完成任务或者项目的最佳路径。临床路径是医院为保证患者及其家属的最终利益，即用最合理的费用获得最有效的治疗和护理的一种科学的服务与管理方法。

关键路径与临床路径相结合是指将负责服务对象健康的所有人员，包括临床专家、护理专家、药学专家、心理学专家、临床检验人员及卫生行政管理人员等联合在一起，为某一特定的诊断、治疗（处置）而制定一套最佳的、标准的服务与管理模式。通过建立和实施临床路径，可以规范临床诊疗行为，真正体现"以患者为中心"和"以人为本"

的新型医疗原则，提高医院的整体医疗服务水平。关键路径与临床路径相结合有利于医院在有限的卫生资源条件下，有效降低医疗总成本，增强竞争力和生存能力。

（二）临床路径在卫生事业管理中的应用

临床路径是一种多学科、综合性强的整体化医疗护理模式，体现了"以患者为中心"、循证医学、医疗质量管理等现代医院管理先进理念，是医疗质量管理发展的必然趋势。目前，临床路径主要用于医疗管理、护理管理、药学管理等方面。

1.医疗管理与临床路径

我国很多医院将一些常见病、多发病，如胆囊炎、肺炎、充血性心力衰竭等疾病纳入临床路径管理。患者的住院天数明显缩短，医疗费用显著下降，医院的服务质量以及患者和家属的满意度有了较大幅度的提高。

2.护理管理与临床路径

目前，在我国一些开展临床路径的医院内，医务人员灵活有效地将临床路径与亲情护理紧密结合。针对一些手术患者，他们广泛适时开展临床护理路径和健康教育，取得了良好的效果，明显缩短了患者的住院时间和术前等待时间，使患者的满意度显著提高。部分专家认为，护士在临床路径的整个过程中发挥着重要的作用。临床路径的实施将推动整体护理水平向更深、更高层次发展，并且临床路径符合国情、顺应民心，也是培养护理专业人才的重要途径。

3.药学管理与临床路径

以临床路径为基础测算病种成本具有良好的发展空间。通过对临床药师在临床路径各个过程中所发挥作用的观察，临床领域的专家认为药师应走进临床，以更好地服务患者。在临床路径的应用中，药师要加强对药物知识、医学知识、经济学知识和心理学知识的掌握，加强责任意识和知识更新意识，促进合理用药。

五、文献分析

文献分析是一种通过查阅相关文献资料来了解情况的方法。它可以帮助人们在较短的时间内尽快了解与研究相关的各种信息，是一种常用的快速评审技术。文献分析受到可读文献及其可靠性的严重制约，因此多用来粗略地了解项目的大体情况。在卫生事业管理的课题研究中，文献分析的范围不仅限于期刊，还包括相关的政策文件、课题研究工作计划和执行总结、课题研究过程中的主要活动记录、专项调查数据及常规信息资料等。

（一）文献的类型

在卫生管理领域，文献包括与研究内容相关的任何形式资料，所以它不仅包括期刊、文件报表等文字性资料，也包括音频、光盘、磁带等非文字性资料。根据文献的具体形式和来源，文献可以分为第一手文献、第二手文献两类。第一手文献是由亲身经历某一件事或行为的人所写的资料，如卫生行政部门的报告、计划及卫生事业单位的日常行为报表等；第二手文献则是基于别人的原始文献进行整理、分析或重新编写而产生的文献资料，如利用调查统计数据分析撰写的研究报告等。

（二）文献分析法的特点

从研究逻辑和基本原理来看，文献分析法与其他研究方法并无较大差别，只是研究所用的资料来源不同，从而导致它在具体操作上有所不同。总体来说，文献分析法具有以下特点：

第一，文献分析法没有时空限制，它可以研究那些无法直接接触的研究对象。

第二，文献分析法只是收集和分析那些已存在的资料和信息，不需要直接与人打交道，因此也就不会发生因研究者的出现而使研究对象的行动受到限制或者影响的情况。

第三，文献分析法所需的资料通常不需要消耗大量的人力和财力，具备费用低、省时、省力的特点。通过文献分析法，研究成功的概率相对较大。

第四，文献分析法也存在一些缺点需要进一步完善和发展。例如，在文献收集的过程中，常常会遇到一些重要的必需文献是非公开的或不易获得的情况，并且所收集到的文献的质量和真实性往往难以保证。另外，所收集到的文献资料大都缺乏标准化的形式，难以进行编码和分析。

（三）文献分析的主要方法

1.内容分析法

内容分析法通过书籍、期刊、信件等各种文字材料，以及声音、图像等非文字内容，进行客观的、系统的、定量的描述和分析，研究和了解人们的行为模式、价值观、态度和特征等，进而了解和说明事物的内在结构。

2.二次分析法

文献的一个重要来源是其他研究者及卫生行政部门出于自身目的所收集或已经分析过的资料。二次分析指的就是对这些已经由其他研究者和机构收集的资料进行再次整理和分析的过程。根据研究目的的不同，二次分析可分为两种类型：一类是将同一资料用于不同问题的分析与研究；另一类是用不同的或相同的方法，对他人的研究过程或者结论进行验证。二次分析法不仅能够充分利用现有资源，还能为新的研究提供可靠的数据支持和理论依据。

六、整体研究方法

在公共卫生的整体研究方法中，社区是大众健康的管理者，因此必须全面关注社区的需求和资金分配，考虑更广范围的健康状况（如糖尿病和动脉粥样硬化等慢性疾病、病毒和细菌感染、意外伤害等）、风险因素（如缺乏运动等）和保护因素（如教育、运动方案等）。此外，还必须考虑社区中各个年龄阶段的人口分布、文化差异、保健组织的分布，以及社区内可用于促进健康和预防疾病的资金分布。

应用整体研究方法可以有组织地在社区内开展项目来取长补短，或是有计划地开展活动来处理涉及多个方面的健康问题（如降低吸烟水平、减少糖尿病并发症、改善心血管健康等），以提高公共卫生的效能。通过广泛开展大众健康活动，吸引社会的主要利益相关者参与其中，为决策分析提供更丰富和更详细的信息支持。这种多方参与和信息共享的方式降低了人们忽视公共卫生问题的可能性，使问题在早期得以发现，甚至有可能发现更直接的解决方法。

（一）社会生态学模型

社会生态学模型为解释公共卫生的整体研究方法提供了理论框架。这个模型描述了一些模式化的行为，如人们关注的健康危险行为（如暴饮暴食），并指出这些行为的结果受到多个层面因素的影响，包括个人、人际关系、机构、社区和公共政策。这个模型强调了在各个层面协调公共卫生行为对健康行为的影响及其重要性。

社会生态学模型强调多层次的互动影响，这与采取广泛措施进行公共卫生规划相一致，不局限于任何一个机构或部门。事实上，该模型考虑到并且认为有必要对整个社区进行资源投入并采取措施。整体研究要求所有利益相关者都参与进来，这样更容易被目标人群所接受，并能发现和避免意想不到的后果。整体研究考虑了在不同条件和危险因素下健康促进行为之间的关联，从而提高效率，带来更大的可持续性。

（二）基础结构

要想发挥社区健康整体研究的优势，需要构建一个有序的且具备可预测、可持续资金支持的基础结构，该结构应成为联结学校、工作场所及卫生保健组织等社区部门的桥梁。这个基础结构可以作为规划公共卫生活动的基点，负责资金筹备与分配，并与规划项目的工作人员及公众进行有效沟通。该结构涵盖正式与非正式网络、受薪员工、志愿者、领导团队及广泛的社区联盟。只有当这个基础结构所发展、实施及支持的计划与政策能够实现社区公认的重要健康目标时，才能发挥其效用。这个基础结构对公共卫生的投入程度，直接决定了这些活动所能产生的影响力。因此，在阐述公共卫生计划实现路径时，详尽记录基础结构的所有组成部分及其运作机制同样至关重要。

（三）促进健康

笔者以"逐步成为更健康的国家"计划为例展开介绍。该计划采用了整体研究方法，项目的目标是在每个受资助的社区发展综合的慢性疾病预防和健康促进计划。在每个社区创建由公共卫生、教育、商业、卫生保健提供系统、社区和社会服务等组成的一整套基础结构。这个基础结构提供了全面的战略规划和指引，为各个部门之间的沟通与协作搭建了桥梁，并将这个计划推广至社区领导者和居民中，同时也将这个计划与国家政府资助的全国范围内的其他计划相整合。通过与其他部门的合作伙伴协作，发展、实施、协调计划与活动以加速进程的实现，朝向"健康人民"的既定目标前进，在糖尿病、哮喘、肥胖、营养、体力活动、烟草这六个重点领域改善健康行为和健康结果。

显然，要在上述重点领域取得进展，需要多个部门和社区合作伙伴的参与。例如，如果不直接对卫生保健部门进行改进，就难以实现一些公共卫生目标，如提高护理质量或提高卫生保健服务质量。同样，单靠卫生保健部门的力量，也不能很好解决一些复杂的健康危险行为，如吸烟、酗酒、暴饮暴食与缺乏运动。因此，越来越多的人开始意识到学校、工作场所和社区对于健康促进活动的重要性。例如，戒烟计划、营养计划及有组织的休闲活动等可能需要学校、企业、慈善机构和社区部门的共同参与。此外，如果这些机构各自独立行动而不是通过合作方式开展工作，那么他们可能难以实现预期目标。在理想情况下，各个部门间应该协调计划的开展。例如，一些基于学校的计划如果能够在更为广泛的社区支持下开展，效果将更为显著。在"逐步成为更健康的国家"计划下，社区各部门对各种健康挑战所采取的措施均能够得到灵活整合，进而带来更多的附加价值。

七、流行病学调查研究方法

卫生事业管理工作的调查研究方法，实际上是由各类流行病学调查研究方法组成的。决策是科学管理的前提，也是一切科学管理成功的重要保证。科学的卫生事业管理决策取决于管理者能否对手中的资料做出准确可靠的判断，包括判断什么资料是精确可信的，什么资料是需要进一步核实改进的，什么资料还要进行去伪存真和加工处理的。如果管理者不能准确地判断，那么做出的决策很可能是盲目的，甚至是错误的。而要达到这些要求，管理者必须具备熟练运用流行病学分析原理中分析偏差、误差和混杂因素等方法的能力，否则难以做到科学决策。作为卫生事业管理工作者的重要手段和工具，流行病学调查研究方法在卫生事业管理工作中具有十分重要的作用，同时具有广泛的应用价值。

（一）在疾病控制系统中的应用

卫生防疫的主要工作是疾病控制，主要工具和手段是流行病学调查研究方法。疾病控制的主要内容是制定疾病控制策略，而制定疾病控制策略的首要问题是确定疾病的控制程度。要想研究疾病的控制程度，首先要了解疾病的发病原因、危险因素、传播机制等，这些研究离不开流行病学的观察法、实验法等研究方法。在卫生事业管理中，由于疾病的可控制程度不同，疾病的一级、二级、三级预防措施及其投资重点也各不相同，因此，必须应用流行病学调查研究方法进行科学的预测和正确的判断，以避免资源浪费。

历史上，流行病学调查研究方法在疾病控制中发挥了重要作用。例如，研究黑热病流行病学规律能够指导预防控制该病的策略及措施。尽管治疗患者可以控制人源型黑热病，但治疗后原虫可能长期存在于人体皮肤内，影响传染源的彻底清除。因此，最好的预防策略是治疗患者和扑灭白蛉相结合。运用流行病学调查研究方法，对局部地区疾病暴发或流行分布、流行因素（如传染源的判断、传播途径的分析、人群易感性的调查）进行详细描述后，采取相应措施，往往可迅速控制疾病暴发或流行。这类工作在疾病控制系统中是经常性的工作，对疾病控制起到了很大作用。

另外，流行病学调查研究方法对疾病的监测方面也起到了很大作用。疾病监测是及时监测某一种或几种疾病的分布动态及影响因素的重要途径。世界卫生组织已先后建立疟疾、鼠疫、天花、霍乱、脊髓灰质炎等疾病的监测系统，并建立了一套完整的组织和制度来收集和保存相关资料。我国在人口密度较大的地区建立了监测点，对人口出生、死亡、伤残、部分遗传病、环境污染及慢性病等开展了监测工作。监测也是检验医疗保健政策与措施有效性的可靠方法。

在疾病登记报告方面，流行病学调查研究方法也发挥了重要作用。例如，传染病报告、职业病报告、恶性肿瘤报告以及出生死亡报告等，可以帮助人们了解在一定范围内，部分疾病的发病率、病死率等数据。在利用这些资料时，要认真核实，及时纠正漏报等情况，以保证资料的完整性和准确性。

上述这些工作能得以有效开展，都离不开流行病学调查研究方法。此外，流行病学调查研究方法在疾病控制系统还有很多更具体的应用。

（二）在医院内的应用

病例的早期诊断往往对预后产生很大影响，临床上经常出现患者因确诊太晚延误治疗而导致严重后果的现象。流行病学评价是临床诊断试验评价的重要组成部分，诊断试验灵敏度与特异度的相互取舍常常要根据流行病学调查研究的结果而定。比如，对于现患率不高的疾病，要多考虑提高特异度，以免假阳性过多；对于严重而又有治疗方法的疾病，就要多考虑灵敏度。在疾病的治疗上，流行病学调查研究方法常帮助医师评估治疗效果，如设立对照组、研究药品的有效性和不良反应等。临床上有些疾病往往很难找到病因，进而延缓了治疗时间。这时如果通过流行病学调查研究方法分析流行病学调查资料，往往可帮助临床医师找到病因。

（三）在卫生机构管理中的应用

在卫生事业管理中，组织工作必须不断调整以适应卫生事业的发展。然而，有关卫生机构的设置、布局、计划、组织、协调、控制、定向和评估都离不开流行病学调查研究方法。例如，制定卫生机构、卫生技术的发展规划，要依靠对社会医疗需求进行全面的流行病学调查。再如，卫生法规的制定要以流行病学调查研究结果为基础，机构改革和部门的职能划分很大程度上也要以流行病学调查研究资料为依据。

（四）在卫生服务抽样调查设计方面的应用

在抽样方法及样本规模的应用中，分层抽样是简便、有效、节约成本的抽样方法，根据人群的性别、职业、文化程度、经济收入、就医方式和卫生条件等因素分别进行统计分析。例如，农村卫生服务调查就以行政区域为单位，以人均收入为分层标志；城市卫生服务调查则根据地理区域、居住人口数，划分大、中、小城市，对其进行分层随机抽样，最终的调查单位是户，尽可能使被抽取的户相对分散且更具有代表性。样本规模取决于调查目的。在研究卫生服务利用情况时，样本量不必过大；而在研究相关的社会经济等因素对卫生服务利用的影响时，样本量应大些。样本量的确定要参考有关统计标准。通常，我国农村及城市卫生服务调查样本量与总人口之比为 1∶3 000 和 1∶2 000。

在调查方法上，大多数发展中国家的家庭询问健康调查采用一次性横断面抽样调查方法。然而，一些发达国家则采用连续抽样调查方法，得出的结果能反映全年的患病率及卫生服务的利用与需求情况。

在分析调查资料时，需要先对资料进行整理和逻辑分析，去伪存真，保留本质内容，再进行比较和统计分析处理。在流行病学上一般有两种比较方法，即横向比较方法和纵向比较方法。

（五）在卫生服务评价中的应用

利用流行病学调查研究方法对卫生服务进行评价是卫生事业管理工作中常见的做法。例如，在医疗保险服务中，经常要调查疾病的发病率、病死率、传播途径、发病机制以评价疾病的风险程度，为制定适合的保费制度提供依据。在评价卫生服务质量的过程中，要经历正确选取指标、收集资料、统计分析、得出结论、指导工作等环节，这一过程需要运用流行病学的群体原理、分析原理和各种计量分析方法。

流行病学调查研究方法在卫生事业管理中还有更广泛的应用。在卫生事业管理中，管理者要更深入、更广泛地了解和利用流行病学调查研究方法，从而推动卫生事业管理向科学化、精细化的方向发展。

第二章 卫生工作方针、政策与健康保障制度

第一节 卫生工作方针

一、卫生工作方针的概念

卫生工作方针是国家为维护居民健康而制定的卫生工作的主要目标、任务和行动准则，它是在总结卫生工作实践经验并吸收国际先进科学的基础上逐渐形成的，随着政治、经济、文化和医学科学技术的发展而不断充实新的内容。方针是公共政策的一种表现形式，卫生工作方针是卫生政策的一种表现形式，我国的卫生工作方针是卫生事业管理的基本政策，是制定各项具体的卫生政策的依据和原则，是指导各领域、各部门工作的全局性政策。

二、卫生工作方针的基本内容

我国的卫生工作方针由三部分组成：第一部分是卫生工作的战略重点，包括以农村为重点、预防为主、中西医并重；第二部分是卫生工作的基本策略，包括依靠科技与教育、动员全社会参与；第三部分是卫生工作的核心和根本宗旨，包括为人民健康服务，为社会主义现代化建设服务。

（一）以农村为重点

卫生工作以农村为重点是由我国国情决定的。农村人口占我国总人口的多数，农业、农村、农民问题关系到我国社会主义建设的全局，卫生工作以农村为重点对于全社会的稳定，对于推动社会主义新农村建设，具有十分重要的现实意义和深远的历史意义。

（二）预防为主

坚持预防为主的方针，是因为地方病、传染病和非传染病的流行不仅会严重损害人民群众的健康，还会极大地消耗卫生资源。而预防保健费用低、效果好，是卫生工作能够实现投入少、社会效益高的关键。防治重大疾病，应当根据普遍性、严重性、可干预性和经济有效性等原则确定具体的病种和预防工作的重点。各级政府对公共卫生和预防保健工作要全面负责，将预防纳入各地经济和社会发展计划，加强预防保健机构的建设，为重大疾病的预防和控制工作提供必需的资金保证。

（三）中西医并重

中华民族在长期同疾病的斗争中，创造了独具特色的中医药体系。中医药是中华民族优秀的传统文化，是我国卫生事业的重要组成部分，独具特色和优势。我国应坚持传统医药与现代医药互相补充的原则，使其共同承担保护和增进人民健康的任务。只有中西医并重，才能取长补短、相互学习、共同提高。

（四）依靠科技与教育

依靠科技与教育是我国经济建设时期的重要战略思想，同样适用于卫生事业的建设和发展，也是我国卫生工作长足发展的基本经验总结。医学科技应针对严重危害我国人民健康的疾病，在关键性应用研究、高科技研究和医学基础性研究方面突出重点，集中力量攻关，力求取得新突破。

（五）动员全社会参与

我国的爱国卫生运动是全社会广泛参与的最好例证，是具有中国特色的一大创举，是动员全社会参与卫生工作的有效形式，在控制和消灭传染病中发挥了重大作用。我国农村开展的"初级卫生保健"工作和城市开展的"创建卫生城市"工作，都是动员全社会参与取得的成果。动员全社会参与对于普及卫生知识、教育人民群众养成良好的卫生习惯是十分重要的。

（六）为人民健康服务，为社会主义现代化建设服务

为人民健康服务，为社会主义现代化建设服务是卫生工作方针的核心，是卫生工作的目的，体现了全心全意为人民服务的宗旨，反映了社会主义卫生事业的性质，也指明了我国卫生工作的方向。

第二节 卫生政策法规

一、卫生政策法规的概念

（一）卫生政策

卫生政策是政府在一定历史时期内，为满足人们医疗卫生需要所确定的卫生工作的指导原则和行动方案，是制定各项具体卫生政策的依据，它对卫生事业的管理、改革和发展起着主导作用。世界卫生组织把卫生政策定义为：改善卫生状况的目标、目标的重点，以及实现这些重点目标的主要方针。世界卫生组织提出的"人人享有卫生保健"的全球策略，以及实现策略的主要途径——初级卫生保健，被认为是世界卫生组织所制定的最基本的卫生政策。卫生政策的目的是研究社会如何以合理的方法，在能承担的成本下（即在一定的资源条件下）达到高质量和高数量满意的服务。

（二）卫生法规

卫生法规是卫生法律法规的简称，是由国家制定和认可，由国家强制保证实施的，在保护人体生命健康相关活动中形成的各种社会关系的法律规范的总称。卫生法规是我国社会主义法律体系的一个组成部分，是国家意志和利益在卫生领域的具体体现。它规

定了国家、企事业单位、社会组织和公民在医学发展和保护人体健康的实践中的各种权利与义务，为国家开展科学的卫生管理提供了法律依据和保障。卫生法规的目的是保护和促进人民健康，促进卫生事业的发展。

（三）卫生政策与卫生法规的关系

卫生政策与卫生法规在增进人民健康、促进卫生事业发展中共同发挥作用，二者之间既有区别又有联系。

首先，卫生政策与卫生法规的制定主体和程序不同，体现的特点也不相同。卫生法规是由有相应立法权的机关依照严格的程序制定的，具有原则性和稳定性的特点；卫生政策一般是由党和国家政府制定的，制定程序并无严格规定，具有灵活性和可变性的特点。

其次，卫生政策与卫生法规相辅相成，相互补充和转化。虽然卫生政策与卫生法规所体现的特点不同，但二者对卫生事业的作用方向与目的是相同的，即二者都以保障人民健康、促进卫生事业发展为目的，并且互为补充。卫生政策往往是卫生法规的细化和补充，是其条文的具体实施形式。当某项卫生政策在实践中逐渐成熟时，卫生政策往往也会上升为法律，为法律所确认，具有更高的法律效力和执行性。卫生事业的改革与发展既需要卫生法规宏观的、原则性的规定，也需要卫生政策具体的、灵活性的规定。卫生法规和卫生政策相互补充、相互转化，才能使卫生事业协调发展。

二、卫生政策和卫生法规的基本原则

卫生政策和卫生法规的基本原则是指贯穿于各种卫生政策与卫生法规之中，以增进个人和社会健康、均衡个人和公共健康利益为宗旨，在卫生事业中具有普遍意义的指导原则和基本依据。卫生政策和卫生法规是各种卫生工作必须遵循的基本准则，对卫生事业的理论与实践都具有重要意义。在我国，卫生政策和卫生法规的基本原则主要有以下几方面：

（一）维护人民健康原则

维护人民健康原则是指卫生政策和卫生法规的制定和实施，要从广大人民群众的根本利益出发，把维护人民的生命健康作为卫生政策和卫生法规的最高宗旨，使每个公民都能享受到基本医疗卫生服务，从而增进身体健康，提高生命质量。在我国，人民群众是国家的主人，是一切物质财富和精神财富的创造者。因此，保护人民健康，使人人享有卫生保健，是一切卫生政策法规的出发点和归宿。这一原则在我国目前的卫生政策与卫生法规中均得到了充分体现。例如，《中华人民共和国食品安全法》《中华人民共和国药品管理法》《中华人民共和国传染病防治法》《中华人民共和国执业医师法》等法规均将保护公民健康作为立法宗旨；我国医药卫生体制改革的内容与措施，如完善社会保障制度、实施医疗保险等，其目的也都是更好地保护人民的身体健康。

（二）预防为主原则

预防为主原则是指在维护公民健康的卫生活动中，正确处理预防和治疗这两大卫生工作的关系，坚持防治结合，预防为主。"预防为主"不仅是我国医学的传统，也是我国医疗卫生工作的根本方针，是卫生政策和卫生法规必须遵循的重要原则。其基本含义是任何卫生工作都必须立足于预防，制定卫生政策、采取卫生措施、考虑卫生投入，都应当把预防放在优先地位；但强调预防，并不是轻视医疗，医疗与预防都是保护健康的方法和手段，二者不是分散的、互不相关的两个独立的系统，而是一个相辅相成的有机整体。"无病防病、有病治病、防治结合"是预防为主原则的总要求。我国政府在卫生工作与卫生政策和卫生法规中一直坚持预防为主原则，先后制定并发布了许多有关预防接种、妇幼保健、传染病防治、国境卫生检疫、环境保护、食品卫生、药品管理等的法律法规。随着现代医学的发展和医学模式的转变，人们日益重视心理、社会、环境对人体的影响，预防的内涵和外延也随之变化。因此，卫生政策和卫生法规需要相应地转移预防的重点和扩大预防的范围。

（三）公平原则

公平原则以利益均衡作为价值判断标准来配置卫生资源，协调卫生服务活动，以使每个社会成员普遍能得到卫生服务。它是伦理道德在卫生政策和卫生法规上的反映，是社会和文明进步的体现。公平原则的基本要求是合理配置可使用的卫生资源，任何人在法律上都享有平等地使用卫生资源的权利。但是，个人可以使用的卫生资源的范围，在客观上受到卫生资源分布和分配的影响。所以，如何解决卫生资源的缺乏和分配问题是卫生政策和卫生法规的一个重要课题。公平是配置卫生资源的基础，合理配置卫生资源是公平的必然要求。但公平不是指人人获得相同数量或者相同水平的卫生服务，而是指人人最有可能达到的健康水平。要想达到这样一种健康水平，政府就必须对人民负有一种责任，即通过采取适当的经济、法律、行政等措施来保证广大人民群众能够获得基本的卫生服务，缩小地区间的差距。从这个意义上说，公平不是一个单一的、有限的目标，而是一个逐步改善的过程。

（四）综合治理原则与统筹兼顾原则

综合治理原则是指医药卫生工作具有广泛的社会性，必须把各级政府、部门组织和群众的积极性调动起来，做到人人关心、人人参与。中央和地方各级政府要把医药卫生工作列入国民经济和社会发展的总体规划中，加强对卫生事业的宏观管理。各级卫生部门要强化卫生监督执法，依法行政。各企事业单位、社会团体和公民也要积极参与医药卫生工作，把支持医药卫生工作作为自身的责任，全面促进医药卫生工作的开展。

统筹兼顾原则是指要把解决当前突出问题与完善制度体系结合起来，从全局出发，统筹城乡、区域发展，兼顾供给方和需求方等各方利益，正确处理政府、卫生机构、医药企业、医务人员和人民群众之间的关系；既着眼长远，创新体制与机制，又立足当前，着力解决卫生事业中存在的突出问题；既注重整体设计，又突出重点，积极稳妥地推进卫生事业发展。

三、我国卫生政策和卫生法规建设的内容

从总体上看，我国卫生政策和卫生法规建设的内容是一致的，但因其所体现的特点和实施方式不同，二者在建设内容上略有区别。

我国卫生政策建设的内容主要包括：卫生规划、卫生资源管理、医政管理与医疗服务质量监管、中医药管理、食品药品监督管理、疾病预防控制与卫生应急管理、社区卫生服务管理、农村卫生管理、妇幼卫生管理、卫生科教管理、卫生信息管理等。

我国卫生法规建设的主要类别：疾病预防与控制法、公共场所和学校卫生管理法、健康相关产品管理法、医疗机构管理法、卫生技术人员管理法、医疗技术临床应用管理法、母婴保健管理法、精神卫生法、血液管理法、人口与计划生育法等。

第三节 健康保障制度

一、概述

社会保障是当今世界上发达国家和发展中国家都在实施的一项社会政策，也是一个国家社会经济的重要组成部分。医疗保障制度作为社会保障的一项重要内容，有利于保证居民能够得到公平的医疗服务，促进社会生产力的发展，推动我国卫生事业的改革与发展。

从医疗保障作为一项公共政策的发展过程来看，它属于社会保障的有机组成部分，具有与社会保障相同的功能和作用，也可视为政府和社会主体的一种公共职责和行为活动。医疗保障制度是指劳动者或公民因疾病或其他自然事件及突发事件造成身体与健康损害时，国家和社会团体对其提供医疗服务或对其产生的医疗费用损失给予经济补偿而实施的各种制度的总称，包括医疗救助、医疗保险及免费医疗等形式。国际劳工组织（International Labour Organization，ILO）将社会保障制度定义为国家为公民提供一系列基本生活保障，使公民在年老、疾病、失业、灾害及丧失劳动能力等情况下，从国家和社会获得现金和实物帮助的制度。

健康保障是在医疗保障的基础上发展而来的。世界卫生组织将健康的概念扩展到不单纯指不存在疾病或病弱的情况，而是在身体上、精神上、社会适应上完全处于良好的状态，生理健康、心理健康、道德健康三方面构成健康的整体概念。因此，一些国家为适应健康标准的变化和医疗保障水平提高的要求，将预防保健、疾病治疗、护理康复、心理咨询、健康教育等作为保障服务的内容，形成了健康保障制度。

二、健康保障制度的基本模式

各个国家的健康保障制度是不同的，制度安排和本国的政治、经济、文化密切相关，医疗保障制度具有较高的本地化特征。

（一）国家医疗保险模式

国家医疗保险模式又被称为全民医疗保险模式或全民健康保险模式，是一种福利型模式。在这种模式下，政府直接负责医疗保险事业，居民纳税，政府收税后拨款给公立医院，医院直接向居民提供免费（或低价收费）的医疗预防保健服务，覆盖范围一般是本国全体居民。

保险基金主要由国家财政提供，由政府进行计划配置，费用增长相对缓慢；覆盖面广，有较好的普遍性和公平性，有利于保障全体居民的身体健康；医疗机构主要为国家所有，为大多数居民提供免费的综合医疗服务。

国家医疗保险模式体现了重视国家责任、覆盖面广、全面受益的特性，医疗服务具有国家垄断性和高度计划性。目前采用这种模式的代表国家包括瑞典、丹麦、芬兰等北欧国家，以及加拿大、澳大利亚、新西兰等英联邦国家。

国家医疗保险模式存在的主要问题是：资金渠道单一化，国家财政负担较重；市场起不到调节作用；医疗服务效率较低，难以满足居民不断增长的医疗需求。同时，由于就医不需要（或极少）支付医疗费用，消费者缺乏费用意识，容易过度利用医疗服务，从而浪费有限的卫生资源。

英国的全民医疗服务制度（National Health Service，NHS）以其典型的计划管理特征在发达国家中独树一帜。该体制通过计划方式配置卫生资源，并以公立医院为主体提供卫生服务。

英国政府强调广泛平等地享受医疗服务，政府主要通过税收资助全国性医疗服务。英国的国家保健服务制医疗保险模式分为两大系统：社区卫生保健系统和医院服务系统。社区卫生保健系统提供 90 % 以上的初级医疗服务，只将不到 10 % 的服务转到医院服务系统。社区卫生保健系统包括全科医疗服务和社区护理两个主要方面，所提供的医疗服务包括常见病的治疗、健康教育、社会预防和家庭护理等，而各种损伤、急性病等可直接去医院就诊。英国卫生部门虽然采取措施限制病人使用医院服务，但医院仍然是 NHS 经费的最大消费机构，每年有 70 % 的 NHS 经费用于医院服务。这种免费的国家保健制医疗制度有利于扩大医疗保健服务面，使公众能够享受具有普遍性的医疗服务。

英国的医疗体制为全民提供了由政府全额资助的福利型医疗保健服务，使所有居民都能享受到基本的医疗服务。英国作为发达国家，虽然有着强大的财力支撑，但仍然难以应对与日俱增的医疗经费支出的公共财政压力，政府在医疗领域的财政经费出现了巨大的赤字和缺口。20 世纪 80 年代初，英国政府开始在医疗领域进行改革，主要措施包括：市民患病后必须先找自己的家庭医师或去社区诊所就诊，当这些机构不能处理时，再由其将患者转诊到区级医疗机构。如此逐级转诊，医疗资源得到充分利用，开始导入市场机制，逐步推行"管"与"办"分离。经过多年的运作，改革的效果逐渐显现，政府财政赤字的压力逐步得到缓解，医疗卫生服务质量也有所提高。

（二）社会医疗保险模式

社会医疗保险模式是由国家通过立法形式强制实施的一种健康保障制度。健康保障基金主要通过社会统筹和互助共济的形式进行筹集，由雇主和雇员按一定比例缴纳，政府根据实际情况提供适当补贴。

社会医疗保险模式的服务项目一般包括全科医师的基本医疗服务、大多数病种的住院治疗和必要的药品。多数国家还包括专科医疗服务、外科手术、孕产保健、牙科保健服务以及某些医疗装置。在筹资与偿付水平较高的国家，服务项目还包括患者的就医交通、住院伙食与家庭护理服务等。

社会医疗保险模式的主要特点是：由国家通过立法强制实施，保险基金由国家、雇主和雇员共同负担，强调个人责任；参保者既享有健康保险的权利，也拥有缴费的义务；实行社会统筹、互助共济；健康保险一般由中介组织实施，实行"现收现付"，政府对其进行宏观监督和管理；注重政府的作用，强调全面覆盖和公平享有；在一定程度上实现个人收入的横向转移，体现社会公平原则，同时强化自我保障意识，体现效率原则；筹资渠道法治化、多元化，基金有稳定来源，政府负担相对较轻。目前采取这种强制（义务）性的医疗保险模式的国家有德国、日本、法国、意大利、西班牙、比利时、奥地利、韩国、荷兰、哥斯达黎加等。

德国采用国家立法强制推行的社会医疗保险制度，由雇主和雇员依法按一定比例共同缴纳医疗保险金，建立社会保险基金，用于雇员及家属看病就医。这一制度具有如下特点：法定社会医疗保险覆盖了德国 90% 的人口；政府通过社会医疗保险为参保者提供基本医疗服务；编制医疗保险基金独立预算方案，专户使用，对社会公开。

社会医疗保险模式存在的主要问题是：由于实行第三方付费，医患双方缺乏费用意识，容易出现供需双方的道德风险，医疗费用难以有效控制；医疗保险费用负担的代际转移问题突出，特别是在人口老龄化较高的国家或地区，年轻一代需要承担更重的缴费压力，而老年人口的医疗需求持续增加，从而导致这一问题尤为突出。

（三）商业医疗保险模式

商业医疗保险模式也被称为自愿医疗保险，遵循市场自由法则经营，参保自由，自愿投保并缴纳保费，能够满足需方的多层次需求。其主要特点是：完全的市场化，不同险种由市场不同需求产生；保险人与被保险人之间是一种契约关系，各自履行自己的权利和义务；公民自愿投保，保险机构与投保人共同负担疾病造成的经济损失，政府的负担较轻。

经营保险者主要以营利为目的，适应多层次的不同需求，降低医疗服务成本，促进医学科技的迅速发展。营利性的医院在医疗体系中占主导地位，所有医院基本实行"管"与"办"的分离。

目前采用商业医疗保险模式的代表国家是美国，绝大多数的美国人参加的是私人或社会团体举办的私营性医疗保险组织。

商业医疗保险模式存在的最突出的问题是不公平现象严重，不同收入人群享有的保障程度差别较大；出于营利的动机，大量资源被投入高水平的医疗服务，满足医疗高消费需求，导致医疗费用快速增长。

美国政府在医疗领域采取高度自由的市场经济体制模式，但在立法和监督上十分严格，任何市场行为都不能超越其法律框架。

针对上述存在的问题，美国也进行了改革，改革的方向是发展集服务提供和筹资于一体的管理型医疗保健，如 HMO（Health Maintenance Organization，健康维护组织）、PPO（Preferred Provider Organization，优选提供者组织）等。

（四）储蓄医疗保险模式

储蓄医疗保险模式是依据法律规定，强制性地以家庭为单位储蓄医疗基金，把个人消费的一部分以个人公积金的方式转化为保健基金。其主要特点是：具有强制性，根据法律规定，每个有工作的人（包括个体业主）都必须参加保健储蓄；只建立个人储蓄账户，储蓄医疗保险强调个人责任，个人通过纵向积累解决患病就医时所需费用；账户存款不足以支付费用时，要自费补差或以未来储蓄偿还；对费用的约束性较强，较好地解决了医疗费用负担的代际转移问题；能够满足不同层次的需求，政府的负担较轻。

目前采用储蓄医疗保险模式的代表国家是新加坡。按照新加坡的法律规定，每个人每月要用工资的 6%～8% 进行保健储蓄（由雇主和雇员各分担一半）。储蓄账户上的存款可用来支付储蓄者及家属的住院费用和部分昂贵的门诊检查、治疗项目的费用。

储蓄医疗保险模式存在的主要问题是：公平程度差，社会互助共济、共同分担风险的实现程度较低；有些疾病如危重病、慢性病等，需要支付高额医疗费用，若完全依靠个人账户的积累，常常难以满足实际需要。

为了弥补储蓄医疗保险的不足，新加坡在实施储蓄医疗保险的同时，实行了一项健保双全计划，实际上是一种自愿参加的大病保险。如果参加了大病保险，当参保人的医疗费用超过了规定的数额（政府规定的可扣额），超过部分可由大病保险按一定比例支付。

综上所述，当今世界各国的健康保障制度可归纳为国家政府保险型、社会健康保险型、私营性健康保险、储蓄健康保险和社会统筹与个人账户相结合的健康保险模式（中国特有）。目前我国的医疗制度改革正朝着社区医疗服务的世界共同方向发展，最终将形成"大病上医院，小病找社区"的格局。

（五）拓展的其他保险模式

公共卫生涉及的是群体健康问题。它通过组织社会共同努力，改善环境卫生条件，预防控制传染病和其他疾病的流行，培养良好的卫生习惯和文明的生活方式，提供医疗服务，以达到预防疾病和促进人民身体健康的目的。公共卫生对于改善和促进人们健康具有重要作用，政府需要通过公共财政的渠道配置资源，生产并提供公共卫生产品。公共卫生事业的发展有赖于医学科学的发展，更有赖于社会政治、经济和文化的发展。

我国公共卫生体系所要应对的不仅是突发公共卫生事件，还要承担其他传染病和慢性非传染性疾病的控制、基本医疗服务和健康教育等工作。目前，我国公共卫生体系由疾病预防控制、妇幼保健和卫生监督三部分构成，但仅依靠这三个部分完成上述任务显然是不够的。

社会医疗救助是医疗保障体系的重要组成部分。医疗救助是指国家和社会针对那些因为贫困而无经济能力进行治疗的人实施专项救助和支持的行为。建立社会医疗救助制度是完善医疗保障体系、完善公共卫生服务体系、实现公共卫生服务目标的必经之路。近年来，各地政府为解决弱势群体就医问题展开了积极探索。例如，为贫困人口提供医疗救助金，并减免部分医疗费；指定部分带有慈善性质的定点医疗机构为贫困人口提供医疗服务；为贫困人口提供低费医疗服务，如近年来出现的"平民医院""助困病房"等。这些措施在一定范围内和一定程度上缓解了弱势群体就医难的问题，但对于弱势群体整体而言，当前的医疗救助措施仍显不足，如缺乏统一协调的实施机构和组织、重治轻防、救助面窄、救助额低、资金筹集困难以及各地区实施情况不平衡等，无法从根本上解决"因贫致病，因病致贫，因病返贫"的现象。从我国的实际情况看，建立弱势群体医疗救助制度势在必行。

新型农村合作医疗保险制度是国家为了保障农村居民的基本医疗而设立的一种医疗保障制度。新型农村合作医疗采取个人缴费、集体扶持、财政资助三方结合的方式，为农民支付大额医疗费用或住院医疗费用，有条件的地方可以实行大额医疗费用补助与小额医疗费用补助相结合的办法。

探索多种形式的健康保障形式，建立多层次的医疗保障体制，完善我国公共卫生服务体系，提高人民的健康水平，是社会进步的重要表现，体现了中国特色社会主义的优越性。

三、"病有所医"与中国国民健康保障系统：一个总体框架

研究"病有所医"与中国国民健康保障系统问题在当前具有重大的理论价值和政策意义。"病有所医"与中国国民健康保障系统的政策目标是提高健康保障的可及性、效率与公平性。研究的总体框架由以下四个部分组成：

（一）关于根源、条件与经验

要想分析"看病难、看病贵"现象的根源，不仅要从理论方面考虑医疗市场的特性，还需要从宏观体制和微观行为两个角度探讨其成因。同时，还要考虑我国国情对国民健康保障体系发展的影响与制约，并借鉴其他国家在解决"病有所医"与健康保障系统建设方面的成功经验。

（二）关于概念、角色和目标

"病有所医"的政策目标是提高健康保障的可及性、效率和公平性，为此，需要对"病有所医"的概念进行清晰的界定，尤其是有关基本医疗卫生服务的政策性界定。显然，基本医疗卫生服务包括基本公共卫生和基本医疗两个部分。在此基础上，需要进一步明确政府和市场在实现"人人享有基本卫生保健"目标中的责任和角色，包括不同层级政府，以及同级政府的不同部门在筹资和监管等方面的职责分工与协调问题。这部分

有待研究的主要问题是医疗卫生服务供给中政府和市场的作用。

（三）关于制度、体系和衔接

这部分需要解决的核心问题是如何在提高健康保障制度的覆盖面和医疗卫生服务体系可及性的同时提高制度的公平性，其中尤其值得探讨的是制度差距、城乡差距以及人群差距问题。一方面，要探索不同健康保障制度与医疗卫生服务体系之间的衔接问题；另一方面，需要探讨不同健康保障制度之间的衔接和融合问题，以缩小不同人群尤其是城乡居民在健康保障方面的差距。"病有所医"目标的实现要立足于医疗卫生服务，而且更需要基本医疗服务体系和基本公共卫生服务体系的结合，医疗卫生服务体系的建设有助于促进基本健康保障制度的完善。

（四）关于路径、设计与选择

在以上研究的基础上，还要进一步探讨设计多种制度衔接与融合的模式和路径，以形成多种基本健康保障制度方案，并利用相关的数据进行政策模拟，在政策辩论和相关经验研究的基础上选择最优的制度方案。为了便于比较不同制度模式的差异，还需要对不同制度的筹资与公共财政支持系统进行系统的可行性研究和论证。

四、构建国民健康保障体系的逻辑基础：若干重大问题

（一）实现"病有所医"面临的问题及其根源

对我国现行的健康保障制度造成的"病无所医"现象进行分析有助于理解"病有所医"的真正含义，即"病有所医"首先意味着基本医疗卫生服务的可及性。因此，要对以下几个方面进行深入分析和探讨以实现"病有所医"：

第一，"病无所医"的现象、特征与原因；

第二，我国国情对国民健康保障体系建设的影响与制约；

第三，我国国民健康保障体系的发展面临超大规模人口背景下的人民健康需求高、医疗资源有限、地区差异、人群差异等诸多矛盾和问题，这些矛盾是如何在社会转型、经济转型的背景下造成"病无所医"这种不和谐社会现象的。

医疗市场的一般特性不仅决定了基本医疗的范围无法从需求方面界定，而且政府也

无法有效约束医疗机构的寻租行为，导致医疗机构的公益性丧失。市场特性对中国国民健康保障体系建设的启示是：一方面，在市场化过程中，公立医院的公益性趋于弱化；另一方面，社会资本举办的医疗机构的逐利性难以避免。

新医改方案提出了在 2020 年实现人人享有基本医疗保障的战略目标。当前，各级政府更加重视医药卫生体制改革，投入力度显著提高，为医药卫生体制改革带来了新的机遇。我国医药卫生体制存在的突出问题是医疗卫生服务公平性缺失与医药费用过高，因此，实现基本医疗保障的公平性是重中之重。改革面临的三个主要挑战是：如何贯彻立足国情、渐进探索的路径；如何处理政府与市场的角色与责任；如何落实具有可操作性的政策措施。

（二）医疗服务中政府和市场机制的作用

健康保障体系应当在公益性和政府主导的前提下，实现基本健康保障的公平性和可及性，结合我国国情可概括为"在差异中寻求公平，在公平中减少差异"。近年来，城乡医疗保障制度有了很大的发展，表现为保险覆盖面的扩大和政府补贴的加强，但从实施效果来看，医疗保障制度对于减轻医疗负担和提升医疗服务利用率方面的作用仍然有限，原因何在？如何更好地发挥医疗保障制度的作用？如何更好地发挥政府和市场机制的作用？

政府和市场的角色和作用贯穿于深化医药卫生体制改革的每个重大环节，如基层医疗服务体系问题，基本公共卫生服务均等化问题，公立医院改革问题，药品招标、配送与基本药物目录问题。在深化医药卫生体制改革的每个重大问题上，探索具体政策实施工具时都需要清晰地辨析政府和市场的边界，恰当地选择市场导向的自愿性政策工具（如家庭、市场和非营利组织等）、政府主导的强制性政策工具（如直接供给、管制与公共企业等），或者介于两者之间的混合性政策工具（如信息和劝诫、税收和补贴、产权拍卖以及确立产权等）。总之，深化医药卫生体制改革是一项涉及面广、难度大的社会系统工程，加强对其进行系统的研究不仅是对社会转型的政治经济学的一种学术贡献，也为体制改革的政策实施提供了可靠的知识准备和支持。

（三）基本医疗服务保障的服务体系建设

"病有所医"目标的实现要立足于医疗卫生服务，而且更需要基本医疗服务和基本公共卫生服务体系的结合。医疗卫生服务体系建设应当有助于促进基本健康保障制度的完善，研究重点在于如何建设与基本医疗保障制度相衔接的公平且高效的医疗卫生服务体系。在当前社区卫生服务机构"收支两条线"改革的基础上，需要进一步探讨如何完善社区卫生服务，以更好体现社区卫生服务的公益性，并实现区域医疗中心的公益性。此外，还需要研究社区卫生服务与二级、三级医疗机构的有效连接，特别是社区卫生服务机构与二级、三级医院之间的转诊机制，以提升基本医疗服务体系的运行效率。以社区卫生服务为基础，需要深入研究社区卫生基本医疗服务的薄弱环节和功能缺失，探讨其中存在的问题，明确医疗机构应承担的责任，以及现有的行政架构如何有效配合。同时，还需要研究如何通过现行的二级、三级医院的定位和功能补充来进一步完善医疗卫生服务体系。

对于农村地区而言，构建公平且高效的医疗卫生服务体系显然具有更大的挑战性和困难。首先是运行机制的不畅通，乡镇卫生院与村卫生室在财务和事务上存在不对称现象；其次是探索乡村医疗服务体系一体化运行的可行性存在难点，包括人才问题、技术问题、经费使用问题、行医资格问题、指挥不灵问题等。其中，如何提高农村卫生服务能力以及如何协调各利益主体之间的冲突是两大热点问题。

（四）基本医疗服务保障的制度覆盖、衔接和城乡统筹

以基本医疗保障（城镇职工基本医疗保险、城镇居民基本医疗保险、新型农村合作医疗保险以及城乡医疗救助制度）为主体，其他多种形式的补充医疗保险和商业健康保险为补充，覆盖城乡居民的多层次医疗保障体系已经成为我国医疗保障体系的基本构架。基本医疗保障制度边界的明晰需要研究以下几个重大问题：

首先，需要明确发展商业保险对完善基本医疗保障制度的意义。我国现行的基本医疗保障制度体系中，商业保险所占比重过小，高端的医疗需求都集中于基本医疗保障，导致基本医疗负担过重。如果能够通过发展商业保险保障高端的医疗需求，就可以比较清楚地界定基本医疗保障的上限。

其次，保证那些贫困的弱势群体也能够享有基本医疗保障服务，尤其是要重点关注弱势群体的基本医疗需求，从而清楚地界定基本医疗保障的下限。

基本医疗保障体系能否持续有效运转，关键取决于两个方面：一是经费如何筹集，二是基金如何支付。只有经费筹集和基金支付实现相对平衡，才能保证基本医疗保障体系的持续运行。我国现行基本医疗保障制度的筹资是按照人头来支付的，如果能够把现行的筹资方式改为以家庭或公职单位为筹资主体，筹资的能力将大大加强，基本医疗保

障的范围和程度也将扩大，从而解决现行基本医疗制度中实际利用不足的问题。

由于三大保险分别对应不同的人群，且缴费水平和保障程度存在明显的差异，因而如何保障三大保险在人群覆盖、内容覆盖和程度覆盖上的公平性，将成为新医改中基本医疗保障体系建设的核心。当前存在的三大保险体系是由现阶段国情决定的。随着社会的不断发展，我国医疗保障体系最终将实现一体化，医疗保障将成为一项基本的国民待遇。

（五）以分配与补偿机制为重点的公立医院改革

《中共中央、国务院关于深化医药卫生体制改革的意见》规划的公立医院的改革内容包括产权制度改革、人事制度改革、分配制度改革、补偿制度改革、财务制度改革和监管制度改革，这是一个从全局出发且充分考虑改革复杂性的公立医院改革推进蓝图。

公立医院改革如何提高其公益性？公立医院的公益性体现为政府投入收益的最大化。如何实现政府投入收益的最大化？医务人员的收入分配机制是公立医院改革的核心。改革能否通过体系变革，让一部分公立医院完全市场化并提供商业保险来释放高端医疗需求并获取医疗服务的利润空间，同时通过市场运行的手段弥补作为公共福利的基本医疗卫生服务？我国在公立医院改革方面做了大量的研究工作，当前在产权明晰、法人治理结构、管办分离、政府加强投入等方面已形成共识。

但是，即便这些问题得以解决，我国公立医院的改革依然存在瓶颈，无法实现公益性目标。因为公立医院改革的关键在于收入分配机制的改革。现行医务人员的收入分配制度与公立医院公益性目标之间的矛盾主要在于医务人员对于服务报酬不满，而政府又无力通过购买服务的方式满足医务人员的报酬需求。如何通过市场化和公益性适度分离的方式来解决医务人员的收入分配问题？一方面，可以通过商业医疗扩展高端医疗的服务利润空间以满足医务人员的报酬需求；另一方面，通过政府的行政手段要求医务人员提供高质量的基本医疗保障服务。此外，还需要研究如何利用市场手段弥补公益性基本医疗的不足。

当前需要具体研究的问题主要包括：公立医院分配制度改革可借鉴的经典理论及其政策含义，公立医院推行技术要素按贡献进行分配需要解决的若干关键性技术问题，公立医院按技术要素贡献进行分配改革的核心内容，公立医院按技术要素贡献参与分配的流程。

五、"健康中国"战略背景下医疗保障制度向健康保障制度转型探索

《健康中国行动（2019—2030 年）》以"大卫生、大健康"为观念，坚持预防为主、防治结合的原则，以基层为重点，以改革创新为动力，中西医并重，把健康融入所有政策，针对重大疾病和一些突出问题，聚焦重点人群，实施 15 个重大行动，政府、社会、个人协同推进，建立健全健康教育体系，促进以治病为中心向以健康为中心转变，提高人民健康水平。健康保障制度与现有的医疗保障制度不同，其目标是为全民提供全面的健康服务保障。我国建立基本医疗保障制度的初衷是通过保险分担疾病经济负担，应对居民基本医疗服务的可及性问题，保障人民的基本医疗权益，提供全面、优质的医疗服务。在"健康中国"战略下，如何实现医疗保障体系向健康保障体系的转型，促进医疗保险向以健康为中心转变，是当前医疗保障体制改革需要明确的问题。

（一）"健康中国"战略背景下健康保障制度的内涵

从保障制度的基本内涵解读，健康保障制度是指在政府的管理之下，以国家为主体，依据一定的法律规定，通过国民收入再分配，以保障基金为依托，在特定情况下为居民给予物质或资金帮助，用以保障居民健康层面的基本权益。健康保障制度是民生保障体系中的重要组成部分，相比于医疗保障制度，它是更高水平、更综合的保障体系，而非单一制度。在"健康中国"战略需求下，医疗保障的设计理念已经不能应对老龄化、疾病谱变化所带来的挑战。例如，医疗保险与慢性病防控脱节，甚至出现工作冲突；医疗保险重住院、轻门诊；长期护理和家庭医疗服务缺失。

要进一步提高人群健康水平，仅仅关注疾病治疗显然是不够的。医疗保障制度关注医疗服务利用的可及性，属于健康维护的范畴，而健康保障制度则从健康的危险因素控制、保健因素促进等多方面入手，在居民面对衰老、伤病或发生健康风险时保障其获得应有的健康服务，以维持或促进居民的健康状态。可以说，医疗保障是健康保障的重要组成部分，但并非唯一内容。健康保障制度建设的思路也将从医疗保险管理转向社会保障治理。

目标的不同决定了医疗保障制度与健康保障制度在保障内容、筹资方式和实现策略等方面存在差异，这也表明了现有的医疗保障制度改革思路难以实现向健康保障制度的

转型。

健康保障制度与全民医保制度、全民健康覆盖的内涵存在差异。全民医保制度指构建覆盖全民的医疗保障制度，包括各种制度间的统一；全民健康覆盖是一个战略目标，旨在确保所有人都获得所需的健康服务，其核心观点是公平。健康保障制度从人群、服务内容、制度形式等多方面入手，以提升全民的健康质量为目标，体现了社会资源配置效率最优化和效益最大化的先进理念。

（二）健康保障制度的实现策略

保障制度的策略因内容不同而有所差异，包括法规、税收、保险、福利、救助或优抚等多种形式。不同策略的出发点不同，可独立或联合保障具体服务。例如，我国的社会保障制度涵盖了保险、福利、救助和优抚四种形式，医疗保障制度以保险与救助为主，慈善为辅，其中保险制度是保障制度的核心策略。

从国际实践来看，各国在保障健康方面采用的策略各有差异，除了普遍的保险制度，各国还通过不同的形式来控制影响健康的危险因素或实施保障健康服务的制度或政策。从我国既有的政策来看，基本医疗保障制度、精准扶贫都是健康保障的重要策略。同样，在发展健康保障制度过程中也会面临诸多选择。例如，如何平衡保障水平的深度与广度，优先纳入哪些服务等，这些都需要结合我国社会发展阶段综合考虑。

从内容来看，发展健康保障制度的具体思路包括以下八个方面：

第一，加强服务供给体系中不同层级医疗卫生机构的协同性，推动医疗模式从以病症治疗为主向病症与病因并举转变，为城乡居民提供连续性、个性化、覆盖全生命周期的健康服务。

第二，推动医疗保险向以健康服务为中心转型，推行医疗保险支付方式改革。

第三，公共卫生服务与医疗保障融合，强化基本公共卫生服务的质量与效率。

第四，推进老年照护保险制度建设和医养结合，将服务范围从医疗服务扩展到康复护理阶段。

第五，健康服务供给与健康管理同步，加强基层卫生服务能力，建立家庭医师制度，有秩序地将健康保险、医疗服务、社会服务连接起来。

第六，注重健康需方管理，推动健康责任从以医师为主体向医患互动转变。

第七，大力发展健康产业与健康支撑技术，支持社会资本办医，应用"互联网+"、大数据推动健康信息化。

第八，改善自然环境，加强健康教育等社会服务系统的健康功能，倡导健康的生活方式，鼓励大众运动。

保险制度作为保障制度的核心，是保障制度建设的重要方面。医疗保障制度向健康保障制度转型，也决定了医疗保险向健康保险过渡，即医疗保险向以健康为中心转变。国际上的研究多以健康保险为主，对于医疗保险的研究相对较少。回顾国外发达国家健康保险的发展历程，大多是从疾病保险起步，经历医疗费用保险，最终发展为健康保险。例如，美国的医疗保险不仅承担了参保人的健康，还积极推动民众的健康管理。目前我国的医疗保险还处于疾病应对阶段，当前的基本医疗保险属于医疗费用保险，通过医疗保险转型是实现健康保险建设的最优路径。

医疗保险功能的内在要求决定了管理者必须关注健康，健康促进是医疗保险发展的必然方向。医疗活动是人类维护健康、挽救疾病损失的重要手段，但医疗属于应激行为，医疗保险的成效在于促进疾病治愈，是被动的健康维护。然而，慢性非传染性疾病激增、人口老龄化加剧、人们理性或非理性的就医需求增加，以及居民对疾病的不加控制和不良的生活方式，使医疗保险长期被动地应对保险资金的安全问题。从长远来看，以疾病治疗为中心的筹资和支付体系效率低下且不可持续，唯有将医疗保险融入大健康体系，通过健康教育、健康管理、疾病预防等举措，提升参保人的健康水平，才能转移疾病治疗压力。参与居民维护健康的管理也是现代医疗保险管理者不可推卸的责任，而导向健康的医疗保险政策必然可以产生重视健康的氛围。

从医疗保险的作用来看，当前的医疗保险缺乏对服务供给体系的引导。在经济学中，医疗保险的影响主要体现在微观与宏观两个层面：微观上，促进居民健康服务的利用，同时风险选择也会反作用于健康服务市场；宏观上，一方面通过居民健康保障实现人力资本优化，另一方面作用于服务供给体系影响供需行为。目前我国的医疗保险主要存在两方面的问题，一方面，它聚焦于疾病治疗而脱离了健康的主旨，仅作为结算第三方而不是健康维护者；另一方面，它未能发挥对供需双方的约束与引导作用，如规范医师行为、引导患者就医、影响健康生活方式等。我国当前的医疗保险是狭义的医疗保险，不符合"健康中国"战略需求。而当前供方、需方和政府三方对于医疗保障提出了过多的要求，需要以健康保险的思路来解决发展。所以，健康保险是医疗保障制度的发展方向，需要对当前医疗保险的定位、发展理念进行调整，促进医疗保险向以健康为中心转型。

（三）以健康为中心的医疗保险模式探索

国际上以健康为中心的医疗保险探索实践有很多。例如，英国实行按人头预付制度，基于个体健康的服务供给与管理，将服务关口前移，以提高供给体系的效率；荷兰采用捆绑支付模式，将公共卫生经费与医疗费用打包给多级服务团队；德国实施按绩效支付制度，降低实行戒烟、运动等健康行为参保人的保险费；美国通过降低二次入院患者的医院补偿费用，促进服务连续，并推行"以患者为中心的医疗之家"模式，以健康结果为目标，按人头进行整合式健康服务付费；日本实行介护保险制度以及家庭医师支援制度，将医疗服务延伸到家庭，缓解老年医疗压力。国际上的支付改革非常重视其对服务供给的影响，最终的导向在于提供高效的健康服务。各种不同形式的整合模式，其目标均围绕促进服务的协调性与连续性，但因各国供方体系不同而有所侧重，有的以促进临床服务融合为主，有的以提高资源的配置与利用效率为主，所以国际上现有的以健康为中心的保险支付方式与补偿设计并不一定适合我国国情。

当前我国的医疗保险过于关注保险属性，而对于健康属性的发展关注不足。现有的补偿机制以费用分担为靶点作用于医疗机构，但医疗机构的地缘优势及外放式发展导向导致机构间缺乏协作，医疗保险无法通过购买机制（如利益机制、市场机制）对医疗机构进行有效的约束与引导。政府的干预对机构的影响也强于医疗保险，如公立医院的零差率改革、药事服务费转嫁由医疗保险补偿、药品招标采购中医疗保险的参与有限，以及患者在自由就医情况下要求医疗保险无甄别支付，这些改革举措都阻碍了医疗保险功能的发挥。

医药卫生服务体系是一个复杂系统，而支付方式改革是当前医改的重要切入点。保险改革是服务供给体系转变最有效的措施，尤其对于当前有 70 % 的收入来自医疗保险的公立医疗机构而言，其作用尤为显著。

我国促进医疗保险以健康为中心的转变可以从以下六个角度出发：

第一，丰富医疗保险的内涵。以健康为目标，除了疾病治疗，也要考虑预防康复、健康促进、长期照护等。

第二，激发医疗保险与服务供给体系的整合。例如，通过县乡医联体和系统的总额预付制改革，统一县乡两级机构的利益方向，有利于实现协作提供经济的服务。

第三，调整医疗保险资金的支出形式。在现有三大目录补偿的指导性支出基础上，考虑引入约束性支出、奖惩性支出、监督性支出等支出形式，激发供方的服务活力。

第四，以结果为导向的支付方式改革，激发医疗保险对服务供给体系的引导作用。

例如，将糖尿病、白内障等相关服务统一支付，门诊转向按人头的总额预付制，住院逐步从按单病种、床日付费转向 DRGs（Diagnosis Related Groups，疾病诊断相关分组）与绩效付费。

第五，通过谈判协商机制与风险分摊机制，促使医疗保险服务购买从被动转向主动。例如，参与医药价格的决定，深化付费方式改革，由事后保障转向事前保障。

第六，构建多元化的保险体系。例如，尝试购买慢性病管理服务，支持家庭医师签约服务，探索长期照护保险。

（四）健康保障制度建设的方向

国际经验与健康保障的内涵已经明确了健康保障制度建设的几个关键点，但从我国医药卫生体制改革的进程来看，实现服务供给体系功能转变和医疗保险向健康保险转型仍处于探索阶段。多年的公立医院改革仍处于"深水区"，公共卫生服务作用难以发挥，长期护理保险仍在试点，诸多因素表明健康保障制度的建立仍处于问题应对阶段。同时，社会保险基金必须坚持专款专用，并且服务供给体系与医疗保障体系的割裂严重阻碍了医疗保险向健康保险的过渡。纵使国际经验与探索明确了健康保障的实现机制，但当前仍缺乏健康保障制度的顶层设计。

医养结合、健康行为管理、健康保险转型、公立医院服务体系功能调整等，既是当前社会保险制度和医改建设的主要内容，同时也是健康保障制度建设的基础。健康保障制度建设涉及发改、民政、卫生计生、环境等多个部门，需要部门间相互配合，并从顶层设计上确定医疗保险向健康保险转型的意义。健康保障制度的建设不仅是保险制度的建立，更是各个部门思想转变和功能调整的系统工程。所以说，深化"三医联动"和推进医改既是提升健康服务供给的重要内容，也是国家健康保障制度建设的重要基础。健康保险支付方式的改革、医养结合的探索等也需要卫生计生部门以外的部门参与，并通过制度革新推动健康保障制度的建设。

第三章 公共卫生事件处理与服务管理

第一节 突发公共卫生事件应急管理

一、概述

突发公共卫生事件应急管理，即通常所说的突发公共卫生事件应对，包括应对准备和应急处理两部分内容。其定义是指在突发公共卫生事件发生前或发生后，采取相应的监测、预警、物资储备等应急准备措施，以及现场处置等手段，及时预防引起突发公共卫生事件的潜在因素、控制已发生的突发公共卫生事件，同时对突发公共卫生事件实施紧急的医疗救治，减少其对社会、政治、经济、人民群众健康和生命安全的危害。

突发公共卫生事件应急管理的目的是有效预防、及时控制和消除突发公共卫生事件及其危害，最大限度地减少突发公共卫生事件对公众健康和安全造成的伤害，从而保障公众的身心健康与生命安全。因此，突发公共卫生事件应急管理的范围既包括重大急性传染病、群体性不明原因疾病、重大食物中毒和职业中毒、核辐射损伤等突发公共卫生事件，还包括由自然灾害、事故灾难或社会安全等引起的各种严重影响公众身心健康的突发公共事件。

二、突发公共卫生事件应急管理的原则

（一）预防为主

预防为主是应对任何突发公共卫生事件都必须首先遵循的原则，要提高全社会对突

发公共卫生事件的防范意识，落实各项防范措施，做好应急人员、处置技术、物资装备和工作经费等的储备，及时对各类可能引发突发公共卫生事件的危险因素进行分析、预测、预警，做到早发现、早报告、早处置，防患于未然。

（二）报告及时

根据《中华人民共和国突发事件应对法》《中华人民共和国传染病防治法》《突发公共卫生事件应急条例》等法律法规要求，必须按照规定时限和程序进行突发公共卫生事件的报告，严格执行突发公共卫生事件和传染病疫情的定期统计分析、报告反馈制度，并要对其他源自媒体、群众举报等非官方途径的突发公共卫生事件相关信息进行主动监测、核实、报告和处置。

（三）协同合作

突发公共卫生事件涉及方方面面，其应对必然是在政府统一领导和指挥下，各有关部门按照预案规定的职责分工合作，实现联防联控。同时，突发公共卫生事件的应对也需要社会动员和群众参与，形成群防群控的局面。卫生部门在突发公共卫生事件应急管理中要主动与有关部门进行沟通联系，建立紧密和高效的协调、联防、信息共享等工作机制。

（四）分类分级管理

应根据突发公共卫生事件的范围、性质和危害程度，对其进行分类和分级管理。我国的突发公共卫生事件划分为特别重大（Ⅰ级）、重大（Ⅱ级）、较大（Ⅲ级）和一般（Ⅳ级）。针对不同级别的突发公共卫生事件，应当制定不同的应急管理方案，并分别由中央、省、市、县级政府负责应急处置工作。

（五）依法科学处置

突发公共卫生事件应急处置必须按照《中华人民共和国传染病防治法》《突发公共卫生事件应急条例》各级各类应急预案的规定依法实施，而不能凭个人经验和主观意志。同时，在突发公共卫生事件应急处置中，要充分发挥专业技术机构的作用，重视开展相关科研工作，为突发公共卫生事件的应急处理提供重要的技术支撑。

三、突发公共卫生事件应急管理的内容

根据突发公共卫生事件发生和发展过程的不同阶段（如潜伏、暴发、蔓延、稳定、下降、恢复等）特征，突发公共卫生事件的应急管理可分为预防准备、监测预警、信息报告、应急反应、善后处理五大功能体系。

（一）预防准备

《中华人民共和国突发事件应对法》明确规定，突发事件应对工作应遵循"预防为主、预防与应急相结合"的原则，其中预防准备是突发公共卫生事件应急管理最为重要的内容。预防准备工作主要包括编制应急预案和技术方案，从组织队伍、人员培训、应急演练、通信装备、救援物资、检测仪器、交通工具等方面有效落实应急防备的各项组织措施和技术措施。一旦发生突发公共卫生事件，要迅速组织力量，有效开展处置，最大限度地减少事件带来的危害。

（二）监测预警

应用统一、规范的监测预警网络系统，能够对突发公共卫生事件的潜在危险因素、事件发生后的现场处置信息、事件发展的影响因素进行连续、系统、完整的收集、分析，并形成报告；对监测发现的异常信号发出警告，提前制定和落实应急措施，以减少突发公共卫生事件发生的频次，降低事件造成的危害。各级卫生行政部门应根据疾控机构、卫生监督机构、医疗机构提供的监测信息，按照事件发生和发展的规律和特点，及时组织专家分析研判事件对公众身心健康的危害程度、可能的发展趋势，并基于研判结果及时发布相应级别的预警。预警级别一般分为特别重大、重大、较大和一般四种级别，依次用红、橙、黄、蓝四种颜色表示。

（三）信息报告

任何单位和个人都有权向国务院卫生行政部门和地方各级政府及其卫生主管部门报告突发公共卫生事件的相关信息，也有权向上级政府部门举报不履行或者不按照规定履行突发公共卫生事件应急处置职责的部门、单位和个人。报告的程序和时限、报告的内容、报告的方式应根据《中华人民共和国传染病防治法》《突发公共卫生事件应急条例》等相关法律法规执行。

（四）应急反应

在初步判明事件性质、级别后，应立即组织人员力量实施应急响应措施，尽可能及早干预，降低事件危害程度，并随着事件调查和处置工作的深入，不断调整完善应急措施。需要强调的是，突发公共卫生事件的应急处理必须做到统一领导、统一方案、统一发布信息，以免在紧急状况下因行动和信息口径不一致而导致混乱，从而对整体应急处理造成不利影响。

（五）善后处理

突发公共卫生事件结束后，应开展事后评估、奖惩、责任追究、抚恤、补助等善后处理工作，总结防控的经验教训，防止今后发生类似突发公共卫生事件或在事件发生时手足无措。

四、突发公共卫生事件的应急处置

（一）突发公共卫生事件的应急响应

医疗卫生机构不仅要做好传染病暴发流行、食物中毒、职业中毒、群体性不明原因疾病等突发公共卫生事件的应急处理工作，还承担着自然灾害、事故灾难、社会安全事件等突发事件发生后，对健康安全问题的应急处置的职责。各级各类医疗卫生机构应在当地政府的统一领导指挥下，依据国家有关法律法规和当地应急预案（如突发公共卫生事件应急预案、突发公共事件医疗卫生救援应急预案、各种单项预案）的规定，分级启动应急响应。

1.医疗机构

医疗机构应立即启动紧急医学救援领导小组，组织专家组和医护应急小分队及时对病例进行救治，并预留必要的病房、床位和医疗抢救设备，专门用于突发公共卫生事件中对病例的救治。同时，医疗机构应做好如下应急工作：

第一，完善突发公共卫生事件和相关传染病的病例报告；

第二，及时对病例标本进行采集和检测送样；

第三，及时为重症和特殊病例安排转诊；

第四，组织医疗力量支援和指导基层；

第五，每日向卫生行政部门上报病例伤情和治疗进展情况。

2.疾病预防控制机构

根据事件情况和上级指令，疾病预防控制机构应立即组织应急小分队队员赶赴现场，开展突发公共卫生事件的现场流行病学调查、采样检测工作，并迅速查明事件发生原因，同时采取有效的防控措施，防止事件进一步发展。按照国家突发公共卫生事件报告的有关要求，负责职责范围内的各类突发公共卫生事件相关信息的业务管理工作、网络直报和审核工作，定期汇总、分析辖区内相关领域内的突发公共卫生事件相关信息。

3.卫生监督机构

卫生监督机构在突发公共卫生事件应急处理过程中，主要负责对各有关单位和人员落实应急措施和履行法定职责义务的情况进行监督执法。

突发公共卫生事件应急处理完成后，所有病例均得到有效救治、疫情得到消除或被有效控制，经本级政府、突发公共卫生事件应急指挥机构或卫生行政部门批准同意，各级医疗卫生机构可终止对事件的应急响应。

（二）医疗卫生机构突发公共卫生事件应急处理的组织体系

1.疾病预防控制机构

疾病预防控制机构作为突发公共卫生事件监测预警和现场应急处置的主要专业力量，必须建立完善的应急组织体系，提高应对各类突发公共卫生事件的指挥协调能力。通常，应急处置领导小组由单位主要领导担任组长，在领导小组下设立专家咨询组、宣传报道（风险沟通）组、疫情分析组、现场处置组、检验检测组、后勤保障组等工作小组，并成立专门科室（如应急办）或在挂靠科室设立专门岗位，负责应急处置综合协调和日常管理工作，遵循统一领导、明确职责、协同共进的原则，有效开展突发公共卫生事件的应急处置工作。

（1）领导小组

领导小组应全面领导单位的应急处置工作，组织、指挥、协调各项应急措施的落实，根据上级部门、领导和专家的意见，及时做出应急处置决策。

（2）应急办（综合协调组）

应急办（综合协调组）在日常工作中主要负责预案编制和修订、疫情的监测预警、应急物资储备、应急队伍培训和演练等应急管理工作。在发生突发公共卫生事件时，应急办（综合协调组）应及时向领导小组报告事件情况和事件的发展态势，提出应急措施建议，并根据领导小组做出的决策，综合协调各工作小组开展应急处置工作，实施人力、财力和物力等应急资源的调配。

（3）专家咨询组

专家咨询组应做好疾病预防控制应急处置的技术参谋工作，为领导小组正确研判突发事件发展态势、制定应对策略提供建议；解决应急处置中的技术疑难问题，开展现场流行病学调查和实验室检测的应用性研究；及时对应急处置工作进行总结分析，开展效果评估。

（4）宣传报道（风险沟通）组

宣传报道（风险沟通）组应及时收集各工作小组的应急处置工作信息，及时编发工作快讯、简报和新闻稿件，全面报道工作进展情况；开展卫生应急知识的科普宣传工作，制作各类健康教育图文资料，负责应急处置期间群众电话热线咨询的答复工作；对媒体、公众及时发布事件处置进展相关信息，开展风险沟通工作；负责应急处置工作现场的摄影（摄像）任务，并做好影像资料的整理归档工作。

（5）疫情分析组

疫情分析组主要负责重大传染病疫情等突发公共卫生事件的应急监测，及时进行分析和预警，随时为领导小组、上级部门和领导提供各类疫情分析材料。

（6）现场处置组

现场处置组应按照传染病、食物安全事故、突发中毒、辐射事故、自然灾害等分类方式，从对应科室抽调相关专业人员组成若干支应急小分队，分别负责不同性质的突发公共卫生事件的现场调查处置工作。

（7）检验检测组

检验检测组主要负责应急标本的实验室检测，并开展相关科学研究。

（8）后勤保障组

后勤保障组应确保应急处置交通运输工具和通信设备正常运行，及时采购、运送和发放应急处置所需物品，落实应急处置所需经费，解决应急处置人员的食宿和交通等保障问题。

2.医疗机构

医疗机构也可参考疾病预防控制机构应急处置组织体系的框架，成立由医院主要领导担任组长的领导小组和有关工作小组，分工负责医疗救治和临床化验等辅助诊断、专家会诊、后勤保障、院感控制、疫情报告和分析、信息收集和宣传报道、病例转运和科研攻关等工作。

第二节 医院感染管理

一、概述

医院感染（Nosocomial Infection，NI）是当前医学界十分重视的问题，其伴随医院的形成而产生，随着医学的发展而变化。医院作为一个特殊的环境，担负着防病、治病的特殊使命，而医院感染又贯穿于疾病诊治的全过程。医院感染的发生和发展不仅与医务人员的医疗技术水平、无菌操作水平、医院环境和医用设施的消毒隔离条件，以及医院管理水平有关，还与患者的免疫功能、营养状况及抗菌药物应用等多种因素密切相关。因此，要提高医疗质量，保障医疗安全，必须对医院感染进行积极的预防控制。

医院感染又被称为医院内获得性感染，是指住院患者在医院内获得的感染，包括在住院期间发生的感染和在医院内获得但在出院后发病的感染，不包括入院前已开始或入院时已存在的感染。医院工作人员在医院内获得的感染也属于医院感染。

医院感染管理是针对诊疗活动中存在的医院感染、医源性感染及相关的危险因素，运用相关的理论与方法，总结医院感染的发生规律，并为降低医院感染而进行的有组织、有计划的预防、诊断和控制活动。

二、医院感染的发生

（一）现代社会和医学发展致使部分人群免疫力低下

第一，器官移植领域的重大突破使器官（如骨髓、肝、胰、肾、肺、心脏、角膜等）移植人数在全球激增。尽管免疫抑制剂的使用对控制排异反应起到了显著的作用，但随之而来的移植后感染则带来了新的问题。

第二，特殊病原体和新病原体感染的治疗手段仍然有限。传染病和感染性疾病仍是导致人类死亡的首要原因。在 20 世纪 70 年代中期，在世界范围内已发现并确认了 40 余种新传染病。其中，有些早已存在于人类社会，但此前未被确认为传染病；有些是近年来被发现和鉴定的传染病；还有些则是新出现的传染病。《中华人民共和国传染病防治法》规定，传染病分为甲类（鼠疫、霍乱）、乙类（如传染性非典型肺炎、艾滋病、病毒性肝炎、脊髓灰质炎、人感染高致病性禽流感等）、丙类（如流行性感冒、流行性腮腺炎、风疹、急性出血性结膜炎等）。新出现的传染病扩散迅速，而人类对其的认识有限，因此这类传染病对人类健康构成了巨大的威胁。时至今日，人类同传染病的斗争仍任重而道远。

第二，肿瘤、血液疾病及一些代谢性疾病的患者在不断增加，尤其是接受化疗、放疗后，患者常出现骨髓抑制和中性粒细胞下降，其中约 40% 的患者出现合并感染，约 95% 的患者出现菌血症。

第四，社会趋向老龄化，老年患者不断上升。

（二）治疗手段增加，感染机会增多

各种损伤皮肤黏膜的介入性操作和治疗增加，使感染的机会和途径增多。例如，外科手术的发展，使原来不能做的手术成为可能；各种导管、插管、内镜检查技术、透析和人工呼吸装置等得到越来越普遍的应用；血管内治疗的范围不断扩大。

（三）抗生素的大量使用或不合理使用

如大量使用或不合理使用抗生素，会使细菌的耐药性增强，进而导致多重耐药菌株流行。同时，会给患者带来微生态失衡、菌群紊乱和药物不良反应，增加患者的易感性和内源性感染，给抗感染治疗带来困难。

（四）感染源集中

医院是各种病原微生物（包括耐药菌株和机会致病菌）聚集的地方，是最大的医源性感染源。为了有效控制医院感染，近年来，各国的医学工作者开展了大量的临床研究工作，从不同的角度探索切实可行的方法，在降低医院感染发病率、节约卫生资源、改善患者预后等方面取得了显著成果。

三、医院感染的分类

医院感染可按获得病原体的来源、感染微生物的致病特点和感染部位进行分类。

（一）按获得病原体的来源分类

医院感染根据获得病原体的来源不同，可分为外源性感染、内源性感染和母婴感染。

1.外源性感染

外源性感染也被称为交叉感染，是指患者遭受医院内非本人自身存在的各种病原体侵袭而发生的感染。简言之，病原体来自患者体外：一是来自其他住院患者、医务人员、陪护家属，他们可以是感染者，也可以是带菌者；二是来自医院环境和医疗器具的污染。

外源性感染在经济落后的国家所占比例较大，常引起感染的暴发和流行。此类感染可通过消毒、灭菌、隔离等措施，以及加强卫生宣传教育工作得到有效预防和控制。

2.内源性感染

内源性感染也被称为自身感染，是指各种原因引起的患者在医院内遭受自身固有病原体（细菌、真菌、病毒等）侵袭而发生的感染。简言之，病原体来自患者的储菌库，如皮肤、口咽、泌尿生殖器、肠道的正常菌群或外来的定植菌。在正常情况下，它们对人体无感染力，也不致病。在医院中，患者因各种治疗、环境等因素导致免疫功能下降，体内微生态失衡，从而引发菌群紊乱、二重感染或菌群移位，使这些微生物转变为条件致病菌而造成患者自身感染。内源性感染的发病机制复杂，发病率逐步上升，当前，内源性感染已经成为医院感染控制研究的难点和热点。

3.母婴感染

母婴感染指在分娩过程中，胎儿经胎盘或产道发生的感染。例如，母亲为柯萨奇病毒、艾滋病病毒、乙型肝炎病毒感染者或携带者，胎儿会发生同类感染。

（二）按感染微生物致病特点的分类

按感染微生物的致病特点和人体对其的抵抗力，医院感染可分为致病微生物感染、一般致病微生物感染、条件致病微生物感染、机会致病微生物感染和多重耐药细菌感染。

1.致病微生物感染

致病微生物感染是指由微生物引起的能使宿主（包括健康者）致病的感染。20世纪40年代，这个概念主要是指传染病的病原菌。随着社会环境和卫生条件的改善，以及人们对它的认识逐渐深入、治疗手段逐渐提高，有些致病微生物引起的感染性疾病越来越少，尤其在医院中的传播得到有效控制。但某些细菌（如军团菌、结核分枝杆菌和非结核分枝杆菌等）引起的感染有上升的趋势；一些病毒（如艾滋病病毒、肝炎病毒）引发的医院感染也屡见报道；一些死灰复燃的病毒（如埃博拉病毒、汉坦病毒）也可能殃及医院。因此，对致病微生物感染仍然不可忽视。

2.一般致病微生物感染

一般致病微生物感染是指在某些条件下，对健康者显示出较强致病性的微生物感染，但其临床表现随感染部位的不同而有所差异，与致病微生物引起的特定疾患有所不同。例如，金黄色葡萄球菌、A群链球菌等引发的感染就属于一般微生物感染。

3.条件致病微生物感染

一些微生物在通常情况下并不致病，但在特定诱发因素下，特别是当患者机体抵抗力下降时，它就可能致病，这类微生物被称为条件致病微生物。它们多半是定植于人体皮肤、黏膜等处的正常菌群。随着抗生素的大量使用和医学治疗技术的进步，条件致病微生物已成为感染病原菌的主要组成部分。

4.机会致病微生物感染

一些微生物对正常人体无致病性，也很少有毒性，即使有毒性也是弱毒菌，因此此类微生物又被称为平素无害菌。但当人体抗感染抵抗力显著下降时，会遭受此等细菌的侵袭而导致感染。这类微生物引起的感染被称为机会致病微生物感染。例如，自然界中广泛存在的腐生菌，以及一些真菌、病毒和原虫等引发的感染都属于机会致病微生物感染。

5.多重耐药细菌感染

多重耐药细菌感染主要指在高抗生素压力下，一些病原微生物对多种抗生素产生耐药性，从而导致高感染发病率和病死率。当前此类感染的突出代表是耐甲氧西林金黄色葡萄球菌、凝固酶阴性葡萄球菌、耐万古霉素肠球菌、铜绿假单胞菌和克雷伯菌等。这类感染带来的凶险和危害很大，是医院感染监控的重点。

（三）按医院感染的部位分类

根据医院感染发生的部位，可将医院感染划分为以下几类：

第一，呼吸系统医院感染。

第二，心血管系统医院感染。

第三，血液系统医院感染。

第四，消化系统和腹部医院感染。

第五，中枢神经系统医院感染。

第六，泌尿系统医院感染。

第七，手术部位医院感染。

第八，皮肤和软组织医院感染。

第九，骨、关节医院感染。

第十，生殖道医院感染。

第十一，口腔医院感染。

第十二，其他部位医院感染。

四、医院感染管理工作程序

为建立有效而有序的医院感染管理体系，并确保医院感染管理的可追溯性，以下所述各项工作应由相应职责部门完成，并做好记录、存档和备查工作。

（一）医院感染专业教育培训

由医务部、护理部、医院感染控制科组织的全院各类人员（包括实习人员、进修人员、工勤及相关人员）的岗前或在职培训的内容和时间应按照相关规定执行。

（二）医院感染监测

第一，医院感染控制科负责医院感染监测，每月对医院感染的发病率、漏报率、多发科室等情况进行回顾性或前瞻性全面监测。

第二，每季度对监测资料汇总、分析，并写出书面报告，向医务部呈报。

第三，根据医院具体情况每年实施1～2项医院感染目标监测。

第四，对医院感染监测资料实行信息化管理，对医院感染相关危险因素实施实时控制。

第五，发生医院感染散发、流行和暴发时，医院感染管理三级组织应按照相关规定及时采取控制措施，有关部门要予以协助。

（三）消毒、隔离措施的实施与效果监测

第一，医院的日常消毒、隔离措施由各医疗科室具体实施，感染控制科负责监督检查，具体方法按相关规定执行。

第二，环境卫生学监测包括对空气、物体表面和医护人员手部的卫生学监测，由感染控制员和各科室的监控护士共同实施。卫生学标准、监测时间和监测方法，参照相关规定执行，并将监测结果反馈至被监测科室。

（四）消毒器械的管理

第一，医院感染控制科对全院消毒器械的购入、储存及使用进行监督、检查和指导。

第二，药剂科负责消毒制剂的采购及应用管理；器械科负责采购消毒设备，查验进货产品质量及合格证，并按有关要求进行登记。

第三，使用单位应准确掌握消毒器械的使用范围和方法，按照相关规定执行。

（五）一次性使用无菌医疗用品管理

第一，器械科负责采购、查证、质量验收、登记账册和保管物品。

第二，消毒供应室负责监测、发放、回收（参照消毒供应室相关规定程序，特殊用

途导管等物品除外）。

第三，使用单位负责初步无害化处理。

第四，感染控制科负责检查监督，按照相关规定执行。

（六）抗菌药物的使用管理

第一，药事管理委员会负责全院临床用药的管理。

第二，药剂科定期向医务人员提供有关抗菌药物的信息，为临床选药提供参考。

第三，检验科微生物室定期公布临床标本分离的病原菌及其药敏试验结果。

第四，临床药理科、感染控制科共同负责临床药物应用监测、指导和咨询。

（七）重点部门的医院感染管理

对门诊、急诊、病房、治疗室、处置室、换药室、注射室、血液净化室、输血科、重症监护病房、手术室、消毒供应室、检验科及相关实验室、口腔科、导管室、营养室、洗衣房等重点部门的医院感染管理，按照相关规定执行。

（八）各部位医院感染的控制

在发生相应部位医院感染时，由发生感染的临床科室实施控制（包括呼吸道、胃肠道、外科切口、血管等），感染控制科进行相关的技术咨询和指导，按照相关规定执行。

（九）特殊病原体医院感染的控制

特殊病原体主要包括柯萨奇病毒、分枝杆菌、耐甲氧西林金黄色葡萄球菌、破伤风杆菌等，由发生特殊病原体感染的临床科室实施控制，感染控制科进行相关的技术咨询和指导，按照相关规定执行。

（十）医院废弃物的管理

医院废弃物的管理由医院后勤部门组织实施，感染控制科进行技术指导，按照相关规定执行。

（十一）医院环境卫生保洁管理

医院环境卫生保洁管理由医院后勤部门组织实施，感染控制科进行技术指导，按照相关规定执行。

（十二）食堂及食品卫生管理

食堂及食品卫生管理由医院后勤部门组织实施，感染控制科进行监测和技术指导，按照相关规定执行。

（十三）洗衣房的医院感染管理

洗衣房的医院感染管理由医院后勤部门组织实施，感染控制科进行技术指导，按照相关规定执行。

第三节 基层公共卫生服务管理

一、基层公共卫生服务管理现状

1.服务功能

基层医疗机构主要开展的服务项目包括预防感染、疫苗接种以及突发事件处理。而对于老年人的健康管理、慢性病的健康管理等还没有完全落实，还有很大的发展空间。服务功能的不足导致基层医疗机构已经远远不能满足人们日益增长的健康需求。通常情况下，基层医疗机构的资源和技术比较落后，很多居民生病后选择前往城市就医，导致基层医疗机构缺乏完善的管理体系，服务水平较低，不能有效保障居民的身心健康。尽管基层医疗机构很注重人力、物力、财力的投入，但是对于公共卫生服务质量的关注不足，导致服务质量一直处在较低水平。因此，基层医疗机构应重视公共卫生服务，不断提高服务水平，以满足居民的健康需求。

2.服务项目

目前大多数基层医疗机构都设有健康教育、预防接种以及突发事件处理等服务项目，但是没有对患者的健康档案进行管理。例如，一些老年病、慢性病等并没有引起工作人员的重视，管理机制不完善，导致公共卫生服务体系不全面，不能为居民的生活提供安全保障，对公共卫生服务体系的长久发展也造成了极大的不良影响。

3.服务人员

大多数基层医疗机构的工作人员长期处于超负荷工作状态，导致工作人员的压力增大。同时，社会对公共卫生服务管理体系的要求也在不断提高。不断满足管理需求，有助于提高管理系统的效果。

4.服务设施

目前很多基层医疗机构的设备设施尚不完善，国家对于基层的投入较少，导致基层医疗机构的服务设施比较落后，人力、物力资源也远不及城市医疗机构。这种资源的匮乏导致基层医疗机构的服务水平低下，对于突发事件的处理能力也受到影响，给居民的生活和生命健康造成很大的安全隐患。

二、基层基本公共卫生服务项目管理模式

（一）切实加强组织领导，是有序推进基本公共服务项目的基本保障

高度重视国家基本公共卫生服务项目工作，将项目工作作为政府民生工程来落实，将重点工作纳入政府年度目标责任考核内容是非常必要的。规范各级管理，明确各卫生部门的工作职责，在卫生行政部门设置指导监督中心领导小组，组长为第一责任人，负责加强对项目的统一管理和执行力度。管理部门要持续做好辖区内基本公共卫生服务的业务技术管理、指导、培训、监督检查和考核评估等工作。各成员单位要落实横向的协调与合作，完成各自职责范围内的任务，充分发挥各专业卫生机构的优势，及时报告与工作相关的信息，包括工作进展、总结报告、困难问题和意见建议等。

（二）健全指导考核机制，是提升基层医疗机构服务能力的重要措施

全方位强化队伍建设，管理部门要持续加强人员培训，做到"应培尽培"，注重公共卫生和临床培训的融合，使相关人员全面领会项目内容、目标等，切实提高培训质量。

通过建立基本公共卫生服务项目试题库，强化对参与培训人员的考核，确保基层卫生人员学得懂、用得上和做得好。

通过制定基本公共卫生服务项目日常工作督导方案，定期或不定期对各社区卫生服务中心进行督导，并重视督导整改，能有效提高督导质量。同时，应加大考核力度，根据上级文件有关要求，认真组织制定科学有效的本地绩效考核方案，注重评价过程，并将考核结果与资金拨付、评优争先和奖惩挂钩；对辖区内半年和年终排名靠后的机构，约谈其领导，以考促学。把"真实"与"规范"贯穿于项目落实全过程，同时要求各社区卫生服务中心在接受考核后及时分析存在问题，提交正式的整改报告。报告内容应具体翔实，整改措施要落实到具体时间节点，且各成员单位要择期对重点及难点项目的整改情况进行复核检查，确保整改措施落实到位。

（三）与相关领域融合发展，是项目扎实开展的有效途径

国家基本公共卫生服务项目绩效考核标准对基层工作指标提出了更高、更细致的要求，因此，创新和优化管理模式，统筹安排各项工作，有利于提高基本公共卫生服务项目的工作绩效，实现各项工作的相互促进、合作共赢。以稳步推进基本公共卫生服务项目与家庭医师签约项目的充分融合为例，以家庭医师团队为核心，扎实做好基本公共卫生服务项目，不断规范、完善居民健康档案，提升重点人群的健康管理水平，并注重服务反馈，能够有效提高居民对服务的认可度。应进一步强化相关专业领域的协作支撑，依托社区网格化工作、示范区建设等推动项目发展，并注重"互联网+医疗"、医联体等信息化建设，促进辖区内基本公共卫生服务项目质量的全面提升。

三、基层公共卫生服务管理的发展策略

（一）完善相关管理体系

随着我国经济水平的不断发展，大多数人的生活方式发生了很大的转变。人们的生活质量不断提高，但生活压力也在随之增加，许多人生活作息不规律，多种疾病和慢性病的发病率上升，对身心健康造成了很大的不良影响。因此，基层医疗机构应当提高公共卫生服务水平，充分发挥自身的职能价值，以满足居民日益增长的健康需求。

（二）提高服务的全面性

目前我国人口老龄化的进程不断加快，老年患者日趋增多，这对基层医疗机构的服务和管理水平提出了更高的要求。因此，要采取有效措施保证基层医疗机构服务的全面开展与合理有序实施。在公共卫生服务的基础上，进一步加强对各个机构的规划，要求基层医疗机构的工作人员为老年患者提供定期体检服务，让老年患者明白定期体检的重要性。

（三）加强工作人员的专业素质培训

目前很多基层医疗机构面临工作人员短缺的问题，往往一人承担多项职能，且工作人员的专业知识掌握程度有限，不能满足居民日益增长的健康需求，工作人员的专业素质有待提高。此外，基层医疗机构的工资水平较低，缺乏完善的绩效考核机制，导致人才流失严重，服务质量难以提高，影响机构的长期发展。

（四）完善设施，提高服务水平

政府要不断完善基层医疗机构的设施设备，加大资金投入，强化硬件设备建设，充分利用网络技术，提高基层医疗机构的公共卫生服务能力，促进公共卫生事业的发展。

（五）强化网络服务职能

政府应加大对基层医疗机构的网络投入，安排专职人员负责网络化建设与管理。同时，要不断完善长远发展的策略，利用网络化技术优化基层医疗机构的设施设备，加大人力、物力、资源的投入，并不断提高基层医疗机构应对突发公共卫生事件的应急能力，以更好地保障患者的身心健康。

第四章 卫生信息管理

第一节 卫生信息资源管理和卫生信息管理系统

一、卫生信息资源管理

（一）卫生信息资源的概念

卫生信息资源是指人类在医疗卫生社会活动中所积累的、以与健康相关的信息为核心的各类信息或要素的集合。卫生信息资源主要包括以下四个方面：

①卫生信息或数据。

②卫生信息生产者，如管理者、统计学家、流行病学家、医务人员、数据收集与处理人员等。

③设备、设施，如仪器、计算机软硬件、网络通信设备等。

④资金。

（二）卫生信息资源管理的类型和内容

卫生信息资源管理是指对卫生、医疗、保健工作中信息活动的各种因素（包括信息、技术、人员、机构等）进行合理的计划、组织和控制，以及为实现卫生信息资源的充分开发和有效利用所进行的综合管理。卫生信息资源管理属于卫生行业的信息资源管理范畴，与政府部门和企业的信息资源管理有许多的共性。卫生信息资源管理应结合自身的特点来进行信息资源的管理活动。世界卫生组织曾明确地把提高管理水平与改善卫生信息系统联系在一起，并指出，信息保障问题是妨碍管理有效性的主要因素。目前，一些发达国家已将卫生信息资源作为国家重要的信息资源，并对其加以开发、利用和管理。

从管理类型来看，卫生信息资源管理可以划分为不同的类型。从技术手段来看，卫生信息资源管理可分为手工方式和计算机自动化管理方式；按管理对象划分，卫生信息资源管理可分为信息资源管理与信息活动管理；按组织机构划分，卫生信息资源管理可分为卫生行政部门的信息管理、卫生事业组织信息管理与医学科技信息管理。

从管理内容来看，卫生信息资源管理的内容是由管理目标决定的，主要包括卫生信息管理的政策法规、卫生信息事业发展规划、卫生信息资源开发和共享机制、卫生信息标准规范、基础设施和网络建设与卫生信息安全等。

从基本环节来看，卫生信息资源管理主要包括卫生信息资源的采集、组织、传播、分析与利用四个环节。

1.卫生信息资源的采集

卫生信息资源的采集是根据特定的目的和要求，将分散在不同时空的有关信息采掘和积聚起来的过程。资源采集是整个卫生信息资源管理流程中一个非常重要的环节。信息采集质量直接影响整个信息储备的质量。

（1）卫生信息资源的采集原则

卫生信息资源的采集需要坚持以下原则：

①目的性原则。力求最大限度地满足各类用户的信息需求。

②系统性原则。即对信息进行有重点、有计划、按比例的动态补充，以保持信息采集的完整性和系统性。

③及时性原则。及时地把握用户的信息需求，在第一时间将最新动态、最新水平和最新的信息资源提供给客户。

④可靠性原则。保证收集到的信息能真实可靠地反映客观存在，为客户提供真实可靠的信息。

⑤经济性原则。要求信息采集工作要分析成本效益，以最小的投入获取最大的效益。

⑥预见性原则。信息采集工作既要立足于现实需要，又要有一定的超前性，要考虑到未来的发展。

（2）卫生信息资源的采集途径

卫生信息资源的采集途径如下：

①内部途径。一般指卫生行政管理机构、疾病控制中心、医疗单位、医学教学与科研机构、医药厂家和医疗设备部门内部形成的各种信息通道。

②外部途径。一般指某组织机构以外的各种信息来源渠道，如文献部门、外部信息网络、大众传播媒介、社团组织及学术会议、政府部门等。

2.卫生信息资源的组织

卫生信息资源的组织是将无序的卫生信息资源变得有序的过程，即根据检索的需要和信息资源的特点，按照一定的规则和方法，通过对卫生信息资源的外在特征和内在特征进行描述和揭示，实现大量信息的有序转化。卫生信息资源组织这个过程不仅能够将各种内容凌乱、分散，质量参差不齐的卫生信息浓缩归纳在一起，形成精良的卫生信息资源集合体，实现卫生信息的增殖，而且能够为卫生信息的检索打下坚实的基础。

卫生信息资源组织主要通过两个步骤来实现：

①信息描述。即按照一定的描述规则对信息的形式特征、主题内容进行全面描述，并予以记录的过程。

②信息存储。即将信息描述的结果科学排列和组织，并放在一定的空间中，使其能被有效利用。

3.卫生信息资源的传播

卫生信息资源的传播是指借助一定的媒介，使卫生信息从时空的一点向另一点移动的过程。卫生信息资源的传播对卫生工作的发展有重要影响，即让更多人了解、利用信息，使信息内容增殖，促进科技进步和整个社会的发展。

4.卫生信息资源的分析与利用

卫生信息资源的分析与利用是卫生信息管理的重要环节。

卫生信息资源分析就是根据决策的需求，对卫生信息进行收集、加工和提供，以此来支持、辅助决策。卫生信息分析常用的方法有卫生信息相关分析法、卫生信息预测法和卫生信息综合评价法。

卫生信息资源利用在形式上是一个循环过程，在内涵上则是一个螺旋上升、不断升华的递进过程。在卫生信息资源的利用过程中，信息提供人员用多种技术和方法对各种途径的信息资源进行广泛的采集，并依据一定的规则和原理，对采集到的信息资源进行分门别类的组织，形成信息储备库。储备的信息可以通过特定的渠道，主动传递给特定的用户，也可以由用户根据自己的需求和目标，有意识地检索相关的信息，用户对所获得的信息资源进行分析、筛选，并加以利用，从而产生新的信息资源，新的信息资源又被信息提供人员所采集，由此形成一个信息流的循环。在整个卫生信息资源利用的过程中，信息的内涵在不断地增殖，人们在解决一些问题时会对已存在的信息进行有效利用和加工，融入新观点、新思路，最终形成科学决策。

（三）我国主要卫生信息管理系统

我国卫生信息管理系统包括医院信息系统、公共卫生信息系统、社区卫生综合信息系统、新型农村合作医疗信息系统、卫生综合管理信息平台、区域卫生信息平台和卫生决策支持系统。

1.医院信息系统

医院信息系统是对医院及其所属部门的人流、物流、资金流进行综合管理，对医疗活动各阶段产生的数据进行采集、存储、处理、提取、传输、汇总、加工生成各种信息，从而为医院稳定运行提供全面、自动化服务的信息系统。医院信息系统以电子病历为核心，主要包括业务应用信息系统、医院信息平台和基于信息平台的应用。

2.公共卫生信息系统

公共卫生信息系统具有跨机构、跨层级和跨业务的特点。公共卫生信息系统纵向可分为国家、省、地（市）、区（县）、乡镇等多级信息系统；横向可分为疾病预防控制、妇幼保健、卫生监测和卫生突发应急等区域卫生业务信息系统。

3.社区卫生综合信息系统

社区卫生综合信息系统是以满足社区居民的基本卫生服务需求为目的，集健康教育、预防、保健、康复、计划生育技术服务和一般常见病、多发病的诊疗等服务于一体的信息系统。社区卫生综合信息系统可分为管理平台和业务平台。

4.新型农村合作医疗信息系统

新型农村合作医疗信息系统的主要服务对象是卫生行政管理部门、新型农村合作业务经办机构、参加新型农村合作医疗的农民等。新型农村合作医疗信息系统分为管理系统和业务系统。其中，管理系统主要为国家与省级卫生行政管理部门中的新型农村合作业务综合管理提供信息支撑，整体构架以国家、省两级为主；业务系统主要为省级以下的新型农村合作业务经办机构的具体业务管理提供信息支撑。

5.卫生综合管理信息平台

卫生综合管理信息平台的建设目标是利用信息标准，通过信息分析工具、信息安全与共享技术，整合卫生信息资源，实现卫生综合管理部门的互联互通和信息共享，促进业务协同，提高工作效率和决策水平。

6.区域卫生信息平台

区域卫生信息平台是连接区域内医疗卫生机构基本业务信息系统的数据交换和共享平台，是不同系统间进行信息整合的基础和载体。其主要功能是共享电子健康档案、协同医疗卫生业务、辅助管理与决策等。

7.卫生决策支持系统

卫生决策支持系统是利用决策科学及管理科学、运筹学等决策支持系统相关理论和计算机技术，针对医疗卫生领域的半结构化和非结构化决策问题，支持医疗卫生人员决策活动的具有智能作用的人机交互式信息系统。决策支持系统是在各种管理信息系统的基础上发展起来的，以辅助医疗卫生人员做出决策为目的。按照决策目标的不同，卫生决策支持系统可分为临床决策支持系统、应急指挥卫生决策支持系统、医院管理决策支持系统、卫生行政决策支持系统等。

二、卫生信息管理系统的优化与应用

（一）规范医院内公共卫生疾病监测报告流程

HIS 系统是医院管理的核心系统，集成了医院各个科室的医疗信息，包括病人信息、医嘱信息、药品信息、检验信息等，为医护人员提供全面的医疗信息支持。在 HIS 系统医师工作站中，设置对传染病、急性弛缓性麻痹（Acute Flaccid Paralysis，AFP）、慢性病相关诊断的 ICD-10 疾病编码自动识别和拦截功能，并根据识别信息自动生成电子版传染病报告卡和慢性病报告卡，同时对报告卡中患者的身份证号、发病日期、诊断日期信息等进行逻辑校验，对错误信息或不完善信息强制要求修改，直至生成一张合格且完整的传染病或慢性病报告卡。如未成功生成报告卡，则无法对患者进行下一步的医疗处置。其中，将急性弛缓性麻痹设置为诊断后弹窗提醒，诊断医师可根据患者临床症状判断是否需要上报，对不符合上报要求的可关闭报告卡。临床医师在 HIS 系统中完成报告卡填写后，将其提交到预防保健科医师工作站，经审核合格的报告卡可上传至中国疾病预防控制信息系统和慢性病监测信息系统。

在检验科 LIS 系统、影像部门 PACS 系统中，传染病阳性检测结果将以危急值的形式推送至开立医师工作站，只要该医师登录 HIS 系统医师工作站，系统右下角就会出现提示框，显示"×××危急值，请处理。"若半小时内未处理，系统将启动线下电话通知到医师本人，必须由医师点击查看处理后，提示框才会停止显示。

（二）完善公共卫生信息管理系统的界面和功能设计

基于过往传染病报告管理的经验，根据传染病疫情监测质控要求，首次整合慢性病报告系统，归口建设为公共卫生信息管理系统。系统界面分为传染病报告、AFP 报告、慢性病上报三个版块，功能窗口包括维护模块、报卡模块、查询模块。页面设计简洁，结构清晰，方便操作。

1.维护模块

维护模块可自行维护疾病诊断编码、诊断名称、疾病名称、疾病类型等，通过比对传染病和慢性病相关诊断库，将相关的诊断名称匹配为需要上报的疾病名称，对应设置为需要上报的疾病类型，如甲类传染病、乙类传染病、丙类传染病、法定监测病种、慢性病等，设置重卡判定天数和强制类型、自动弹出报卡类型。当前，维护模块的功能由疾病报告员自行维护，相比过去由信息中心工程师后台操控更加便捷和高效。

2.报卡模块

报卡模块分为传染病报告、AFP 报告、慢性病上报三个部分。医师工作站提交的各类型报告卡以列表的形式显示在该界面，可按院区、患者类别、科室、报告时间等条件进行筛选、查看和统计，单击任何一条记录即可查看报告卡及副卡详细内容，并进行编辑、审核和打印。待传染病网络直报系统允许接入后，经疾病报告员审核通过的报告卡可一键上传至中国疾病预防控制信息系统和慢性病监测信息系统。

3.查询模块

查询模块可通过信息提取汇总，生成传染病登记本、门诊日志、入出院登记本，内容包含患者姓名、公民身份号码、年龄、性别、职业、家庭住址、发病日期、就诊日期，以及家属联系方式等信息。诊断查询功能可通过不同病种、报卡类型等分类查询和统计。

（三）公共卫生信息推送平台建设

医院公共卫生信息推送分为传染病信息推送和慢性病信息推送，采用 Client / Server

（C/S）体系结构，以 HIS 数据库 Oracle 11g 作为后台数据库存储系统，在数据库端完成卡片标准化改造，形成待上传数据的中间库。以 Microsoft Visual Studio 作为医院 HIS 系统公共卫生信息推送平台开发工具，使用 C#作为开发语言，综合运用面向对象的设计思路。

按照省传染病数据交换要求，完善传染病名称与 ICD-10 疾病编码对照转换、值域代码对照、地区编码等基础编码维护和更新工作；对医院传染病上报接口进行升级、改造，通过调用统一的 Web Service 接口，完成医院传染病报告信息与省传染病数据交换，从而实现与中国疾病预防控制信息系统的实时数据对接。按照地区慢性病网络直报系统的接口要求，完成信息系统改造，实现慢性病的网络自动采集报告。

四、基层医疗卫生信息管理系统的设计与构建

（一）系统设计

基层医疗卫生信息系统通常包含以下基本模块：门诊医师（护士）工作站、住院医师（护士）工作站、电子病历系统，以及相关的实验室信息管理系统和放射科信息管理系统等。

1.门诊医师工作站

在门诊患者就诊流程中，门诊医师需要先给患者录入诊断信息，并且根据实际情况开具相关医嘱。若患者无法确诊，则需要通过相关辅助检查才可进行下一步诊断。

2.电子病历系统

电子病历系统主要通过信息系统对所管理患者的病程进行电子化录入，包括门诊电子病历、住院入院记录、住院病程记录、知情告知、出院记录等内容。电子病历的核心设计在于结构化处理，通过对元素进行编辑，方便医师快速填写病历。以电子病历为核心的医院信息化建设与完善，可以方便调阅相关医嘱与检查检验结果，掌握患者的既往病史，提高医师的诊治水平，最大限度地降低医疗差错。

3.放射科信息管理系统

整个检查部分包含放射、B 超、胃镜、病理、心电图等内容，其中数据交互是最为

关键的环节。这些辅助项目是支持临床诊断的重要手段，也是实现数据共享的关键。区域 HIS 系统的建立与实施，不仅能帮助医院进行日常工作的信息化管理，还能对数据标准、字典库、基础数据进行全面的整理。一方面，要对现有流程进行信息化规划；另一方面，要通过信息化手段来弥补日常工作中的不足。

（二）系统运行及维护

基层医疗信息系统的最重要部分是运行及维护。由于医疗系统非常复杂，包含收费、诊疗、药房药库、住院等模块，在实际使用中与上线系统存在很大的差距，这时候就要依赖运行及维护团队进行需求调整与优化。

1.设立专门管理部门及人员，准确收集问题与需求

卫生部门应专门设立相关的管理科室与人员，负责基层医疗信息系统的运行及维护，以及日常管理工作。由于基层医疗信息系统具有固有的复杂性与烦琐性，所以需要专业人员管理。同时，专业人员能够快速了解临床应用反馈，问题收集更加准确，需求了解更加清楚。

2.选择专业的医疗公司与团队

当前市场上医疗公司众多，鱼龙混杂，所以在选择医疗公司与团队时要充分了解自身医疗信息化的实际需求，选择与之相符的，切莫随意选择。专业的医疗公司与团队能够及时响应后期的修改需求，快速地解决存在的问题，使得医疗信息系统更加符合临床使用的需求。

（三）基层医疗卫生信息管理系统优化的建议

1.加大宣传力度，增强信息化意识

充分利用多种媒体，加强信息化建设的宣传与知识普及，部分医疗单位存在人员老龄化，医师不会操作计算机的情况，因此要让这一部分医师对加速推进信息化建设的必要性、重要性以及紧迫性有清晰的认识，深刻地认识到信息化建设对于卫生事业跨越式发展的重要性，从而营造良好的信息化环境。

2.加大投资力度，保障信息化资金

要投入一定的资金在卫生数据专区硬件、基础软件的采购、安装、使用，以及双活数据中心和数据级灾备中心的建设上，还要投入大量资金在患者隐私保护与保

证业务的连续性和卫生数据的安全性上，同时要避免低水平重复建设。为此，要积极争取多方面的资金支持，保证信息化建设必需的资金。

第二节 卫生信息系统

一、概述

随着信息技术的发展，公共卫生信息化建设不断取得新的进展。信息资源对实现公共卫生战略发展具有重要作用，要通过信息资源的优化配置和综合管理，提高管理效益，促进公共卫生价值的实现。公共卫生信息资源规划从战略层面明确公共卫生信息化的总体战略目标；从技术层面评估信息化建设的基础与能力，评估信息化建设技术架构，并按照发展战略评估未来对信息化建设能力的需求，确定信息化建设能力差距和信息化建设发展蓝图；从管理层面梳理核心业务，确立业务架构、数据应用、数据需求和数据架构，建立信息资源基础管理标准，制定数据标准及管理标准体系。由此，确立"建立并完善由中央和地方有机组成的全国统一的公共卫生信息系统网络"的总目标，旨在实现信息的快速收集、综合分析、多方利用和共享，构建公共卫生信息网络"横向到边、纵向到底"、信息互通、资源共享的公共卫生信息化体系。

二、卫生信息系统结构

卫生信息系统本质上是一个系统，和任何系统一样，由一系列互相联系的组分组成。这些组分可分为两个实体，即信息产生过程和卫生信息系统管理结构。通过信息产生过程，原始数据（输入）被转化为可供管理决策过程中使用的信息（输出）。信息产生过程可以分解为数据收集、数据传输、数据处理、数据分析、信息表达五个环节，以便在卫生服务规划和管理中应用。

对于信息产生过程的监控和评价，应确保正确输入的数据能够及时生成正确的输出信息。随着规划与管理需求的改变，信息需求也在不断变化，这反过来也会影响数据收集以及其他环节。只有当信息产生过程中的每一个部分都合理地组合在一起时，卫生信息系统才能够生成高质量的信息。

在不同情况下，这一循序渐进的过程在空间和时间上的展开方式并非完全一样。在某些情况下，为了某项决定，可能会立即在当地进行数据收集而很少进行数据处理与数据分析。同样，为了完成日常管理任务而制定决策的过程经常由一系列"常规程序"组成，这时数据往往直接引发一系列行动。在其他情况下，信息产生过程的每一步都在不同地点和不同时间进行。例如，有关预防保健服务使用情况的数据是在访问保健对象时收集的，每月将数据汇总后由卫生机构上报到地区，再在省一级进行处理。每一年都根据这一数据计算预防保健服务覆盖率，将结果下达到地方进行进一步分析并采取行动。

为了提高信息的产生和处理效率，必须构建卫生信息系统管理结构，通过优化资源配置，规范处理流程，确保及时生成高质量的卫生信息。这一结构可进一步分为两部分，即卫生信息系统资源和一系列组织章程。卫生信息系统资源包括人员（如规划者、管理者、统计学家、流行病学家、数据收集员等）、硬件（如登记设备、电话、计算机等）、软件（如复写纸、报告表格、数据处理程序等）、财政资源等；组织章程则可以确保对卫生信息系统资源的有效使用。

建立卫生信息系统需要以系统化的方式阐明信息产生过程和管理结构中的每一组成部分，其最终目的是使卫生信息系统为总体卫生体系内的决策制定过程提供专门信息支持。

三、公共卫生信息系统

（一）传染病报告管理信息系统

传染病报告管理信息系统用于获取、处理和分析法定传染病报告数据，具备传染病报告信息的采集、存储、管理和汇总分析等功能。

传染病报告管理信息系统的基本流程包括信息采集、信息处理和信息分析利用三个方面。以一年内新发病例个案报告为基础，用于法定报告传染病信息的采集、管理和分析反馈等，通过对个案信息按病种、时间、空间等维度进行统计分析，实现对疾病发病趋势的监测。信息采集阶段主要实现数据的获取，由各级医疗卫生服务机构填报传染病个案；信息处理阶段包括对传染病个案的查询、删除、订正、审核和更新等操作；在信息分析利用阶段，实现对发病率、患病率、病死率等指标的统计，并生成汇总报表和分析报告。

传染病报告管理信息系统的用户覆盖全国县级及以上疾控机构、医疗机构和乡镇卫生院。该系统通过统一的应用系统平台和基于网络的个案直接报告工作模式，实现了传染病诊疗机构的直接报告，改变了原有的从医疗机构到疾控机构的逐级上报模式，显著提升了报告的时效性、准确性和完整性，为及时、准确地获取传染病报告信息提供了基础条件，形成了疾病预防控制信息的网络直报模式。该系统的应用使传染病监测信息的快速分析、反馈成为可能，显著提高了疾控机构早期发现传染病暴发和流行的能力。

（二）慢性病监测报告管理信息系统

慢性病管理是我国基本公共卫生服务项目的主要内容。慢性病监测网络分为四级：医院主要报告入院治疗患者的慢性病发病、死亡信息；基层社区卫生服务机构除了报告辖区内慢性病发病、死亡信息，还要承担辖区内慢性病患者生存随访及死亡信息的核实；区县级疾控中心主要承担辖区内慢性病数据的审核、查重、死亡补报与统计分析；省级及地市级疾控中心主要承担全省及相应地区的慢性病数据审核与分析。

慢性病监测报告管理信息系统主要服务于各级各类慢性病管理机构，用于慢性非传染性疾病病例的患病信息登记、报告、审核管理工作，是医疗机构慢性病报告的监测报告系统。医疗机构的医师在诊治过程中对慢性病患者初次诊断时进行病例信息系统填报后，各级疾控机构的慢性病防治人员可以从系统中获得慢性病监测报告个案信息及个案汇总数据。根据我国慢性病监测的需要，慢性病系统主要包括常见的慢性病病例报告，以及个案查重、患者随访管理、数据质量控制和统计分析等功能。《慢性病监测信息系统基本功能规范》已作为推荐性卫生行业标准发布。

慢性病监测报告管理信息系统的使用，可以改善慢性病报告信息收集和审核的时效性，避免或减少传统流程中的低覆盖率和统计不准确现象的发生，提高慢性病监测的及时性、准确性、可靠性、安全性与共享性。通过实施该系统，可以提高慢性病监测信息的收集、汇总及分析利用能力，为预测慢性病发病趋势和评价防控效果提供科学依据，为制定慢性病控制决策提供监测指标。

（三）儿童免疫接种管理信息系统

为规范全国儿童预防接种信息管理，90％以上的县、80％以上的乡镇应完成儿童预防接种信息管理系统建设，实现接种信息的个案管理，并构建覆盖省、市、县、乡、村的接种点、医院产科、医疗卫生机构、疾控机构和卫生行政部门的统一免疫规划管理信息网络，实现免疫规划信息共享和免疫规划工作的一体化管理。同时，还要实现异地建卡、异地接种，全程跟踪流动儿童接种，提高流动儿童接种质量，并建立逐级上报的报表处理系统，通过统计分析和汇总数据，发现薄弱环节，为管理部门提供决策依据。

儿童免疫接种管理信息系统基于 B/S（Browser / Server）、C/S（Client / Server）混合架构进行设计，客户端软件供接种单位使用，实现儿童预防接种个案信息的收集、登记、录入和网络报告。同时，系统设有免疫程序，具备严格的录入控制和逻辑判断功能，以保证录入数据的准确性。通过与平台数据互联，系统能够实现异地接种记录查询，完成流动儿童的跟踪。为满足不断完善免疫规划的要求，系统应用功能应进一步扩增，增加强化免疫/临时接种管理、成人接种管理、入学入托查验管理，以及产院接种信息管理等功能。

（四）健康危害因素监测管理信息系统

健康危害因素监测管理信息系统的基本流程包括信息采集、信息管理和信息分析利用三个方面。其中，信息采集阶段主要实现数据的获取；信息管理阶段包括信息查询、删除、订正、校验、更新等操作。该系统主要包括食品卫生、环境卫生、职业卫生监测信息的报告管理。

食品卫生监测信息报告管理主要对蛋制品、豆制品、蔬菜类、粮谷类、水果类等十二类食品，开展金属污染物、食品添加剂、农药残留、生物毒素和生物污染物五项污染物的实验室检测，将检测结果填写至报告卡中，并进行审核与统计分析，从而为国家制定食品相关标准提供依据，在启动食品安全风险评估后，对食品安全提供预警功能。

环境卫生检测信息报告管理主要登记城市的水源性传播因素报告卡和饮用水基本情况，以及农村的生活饮用水基本情况、水源类型及供水方式调查报告，监测点情况和水质结果报告。通过系统可了解监测点的水源个数、供水人口数、水质检测情况（包括色度、pH 值、氯化物、氟化物、重金属等指标）。

职业卫生监测信息报告管理主要包括尘肺病报告卡、职业病报告卡、农药中毒报告卡、有毒有害作业工人健康监护卡、作业场所职业病危害因素监测卡的报告。其中，尘肺病报告卡、职业病报告卡由具有职业病诊断资质的医院进行报告，农药中毒报告卡由医疗机构进行报告，有毒有害作业工人健康监护卡由职业病健康检查机构报告，作业场所职业病危害因素监测卡由具有资质的职业卫生技术服务机构报告。通过使用健康危害因素监测管理信息系统，能够及时、快速地对职业病危害因素进行监控和处置，实时掌握职业病发病的动态情况，为卫生行政部门制定职业病防控策略提供数据支持。

（五）专病监测管理信息系统

专病监测管理信息系统主要对结核病、艾滋病、鼠疫、流感等重要疾病信息进行监测报告。

1.结核病管理信息系统

结核病管理信息系统包括结核病报告卡的报告和审核、患者的病案管理（包括病案基本信息、X线检查结果、痰检信息、药敏试验信息），以及季度报表和年度报表的录入和汇总分析。该系统旨在帮助各级结核病防治机构（以下简称"结防机构"）和各级医疗结防机构积极发现和治愈结核病患者，达到控制传染源、减少死亡和发病、保障人民健康、促进经济发展的目的。该系统与传染病报告系统共享结核病发病数据，便于专业人员在结核病专病监测系统中进行结核病专病管理。

2.艾滋病管理信息系统

艾滋病管理信息系统包括艾滋病感染者的病例报告和报告卡的审核、订正，抗病毒治疗管理，综合监测点管理，高危人群干预和美沙酮治疗管理。

抗病毒治疗管理主要收集艾滋病感染者的基本情况，包括治疗基本信息、相关症状、既往史、用药记录、随访记录等信息，由全国各县级疾控机构及抗病毒治疗点进行填报。通过系统数据的收集，监测患者的治疗效果，及时发现并发症和机会性感染，规范用药管理，及时采取预防控制措施。

综合监测点管理主要针对重点人群进行调查，通过填报相关调查表格，动态掌握重点人群的危险行为，从而采取具有针对性的预防措施。

美沙酮治疗管理是指各地美沙酮维持治疗门诊通过该系统上报患者的一般信息、服药信息、尿检结果、实验室检测结果、随访信息、异地转诊等信息，方便各地美沙酮维持治疗门诊管理患者。同时，各级疾控机构也能及时了解门诊运作情况、治疗人数，以及患者的维持治疗及检测等相关信息。

3.鼠疫监测管理信息系统

鼠疫监测管理信息系统通过对鼠疫的宿主、媒介和血清学进行监测，选择历史上曾经发生过鼠疫的地区作为监测点，由监测点进行数据填报，通过监测了解宿主阳性情况和变化情况。此外，系统还支持监测计划和总结报告的生成与管理。

4.流感监测管理信息系统

流感监测管理信息系统包括流感样病例数的报告和实验室检测样本结果的报告，可以设置哨点机构，负责门诊监测和实验室样本监测，形成病例个案报告、抽样检测报告。通过对系统采集数据的分析，能够为流感的暴发流行提供预警，并及时发现流感病毒流行的优势毒株。

（六）突发公共卫生事件报告管理信息系统

突发公共卫生事件是指突然发生且可能严重损害社会公众健康的重大传染病疫情、群体性不明原因疾病、重大食物和职业中毒以及其他严重影响公众健康的事件。为加强突发公共卫生事件信息报告管理工作，提供及时、科学的防治决策信息，有效预防、及时控制和消除突发公共卫生事件和传染病的危害，保障公众身体健康与生命安全，构建突发公共卫生事件报告管理信息系统是十分必要的。

突发公共卫生事件报告管理信息系统用于突发事件报告机构报告突发公共卫生事件的发生及发展情况，包括事件基本信息、等级、发生日期、波及人数、发生原因、控制措施等内容。上级疾控机构可通过该系统及时掌握各地突发公共卫生事件的发生和发展情况，制定全国性的控制措施。

（七）门户网站信息系统

2000 年，我国实行了公共卫生体制改革，各级疾控网站、监督网站等公共卫生行业门户网站相继建立。这些网站的主要定位是宣传新型机构的职责和职能。经历几年的建设，第二代网站逐步出现，其公共服务目标更加明确，开始关注用户的需求，而且网上办事功能、公众互动机制以及信息发布质量都有了明显改进。

四、卫生信息系统的管理功能

卫生信息系统不能独立存在，而是作为卫生体系中的一个功能实体，包括医疗服务、康复服务、疾病预防以及健康促进服务。卫生信息系统结构应该为卫生服务体系中每一级的合理决策制定过程提供信息。卫生体系由从基层到中央的不同级别构成，每一级都有不同的管理功能、卫生服务及资源。按照传统习惯，卫生体系可以分为三个集中水平：初级、二级和三级。初级水平是卫生体系与卫生服务对象人群之间的联系点，二级或三级水平不但能够提供规划和管理支持，而且提供专门服务，许多国家又将三级水平进一步分为区域（或省）水平以及中央水平。

每个级别都有其专门功能，意味着要做出一系列特殊决定，并最终提高人群健康状况。从管理角度来看，可将其划分为三种类型的管理功能：①保健对象管理功能；②卫生服务管理功能；③卫生行政管理功能。

保健对象管理功能和卫生保健管理功能直接与为人群提供健康促进、预防和治疗等服务相关，包括区域内的卫生机构人员与社区之间的所有相互作用；卫生行政管理功能在于对所提供的卫生服务进行协调和管理。对于这些不同的管理功能，所要做的决定也有所不同。例如，人们有时把在保健对象管理以及卫生保健管理中所做的决定称为"运作性"决定，而把在卫生行政管理中所做的决定称为"政策规划"决定和"管理控制"决定。不同的功能使得人们在不同的水平上都能确定相应的信息需求，建立数据收集方法和工具、数据传输和处理程序，并且获得适当的反馈报告。

（一）保健对象管理功能

保健对象管理功能主要体现在初级水平及转诊水平上，为保健对象提供医疗、预防和健康促进方面的优质服务。初级水平上的优质保健具有广泛性、综合性、连续性等特性，其关注重点是那些处于特定社会文化环境中的服务对象；转诊水平上的优质保健更依赖于人力与技术资源的投入。保健对象管理层面上的信息使用者主要包括医疗服务提供者（如医师、辅助科室人员和助产士）、社区卫生工作人员和传统方法接生者。一个设计良好的卫生信息系统，可以生成准确的信息，帮助卫生工作人员做出正确的决策，从而成为改善卫生服务质量的主要工具。

（二）卫生服务管理功能

卫生机构管理的总目标是利用有限的资源为服务范围内的固定人群提供卫生服务。根据资源集中化水平，卫生机构可分为初级卫生机构和次级卫生机构。每种类型卫生机构的管理功能都是特定的，可进一步细分为提供服务功能以及行政管理功能。

提供服务功能要根据社区对于卫生机构提供卫生服务的需求来界定。初级卫生服务机构提供的是常见的卫生服务包，其设置多种多样，正如这些单位的组织形式也各不相同，如医务室、诊所、医疗中心、基层医疗单位、急救站、社区卫生中心等。不同的单位组织形式，其功能各有不同。有些情况下，初级卫生服务机构会被赋予特殊的功能和活动，如妇幼保健站、结核病中心、计划生育门诊部等。

（三）卫生行政管理功能

卫生行政管理的目标是为医疗卫生服务提供规划和管理支持。卫生行政管理功能包括制定卫生政策和法规、各部门之间的协调、战略规划与安排、预算与财政资源调拨、系统组织、人才培养、设备仪器和药品的分配和管理、疾病监测、环境保护和卫生服务监督。每一个集中水平上的卫生系统管理功能各不相同，从基层到中央逐级分布。因此，决策权的分配取决于每个国家卫生体系的行政组织方式。

五、卫生信息系统管理

虽然信息需求驱动了卫生信息系统改革，但是资源在卫生信息系统的改革和应用中同样重要。没有两个卫生信息系统是完全一样的，因为每个国家的需求和资源都不相同。但是从理论上讲，所有的卫生信息系统都需要一个管理组织框架，这个框架最少包括两个部分，即卫生信息系统资源和规章制度。这两个部分构成了国家特异性，而且在广度和深度上都有所不同。其中，最主要的资源包括人员、设备、计算机软件和硬件以及财政资源。同时，必须建立规章制度，以确保对卫生信息系统资源的最佳使用。

（一）资源需求

1.培训人员

卫生信息系统为决策制定者、管理者以及卫生服务人员提供信息支持的有效性，取决于受训人员的综合素质。他们不仅必须掌握数据收集的机制，而且要非常熟悉病例定义以及服务标准。因此，为了确保卫生信息系统能够产生有效、可靠且有用的信息，必须组织初始培训、定期进修以及定期随访监督来提高人员的专业技能。

2.卫生信息系统供给、获取以及分配

尽管卫生信息系统运行良好，能够为卫生机构、地方及国家提供相关信息并且及时反馈，但如果无法在服务提供点收集数据，或者不能在地方、地区以及国家层面处理数据，那么该系统还是达不到目标。政府必须为所有级别的基本供给做出经费预算，从而确保建立有效的卫生信息系统。此外，还需要建立有效的获取、储存及分配系统，以确保数据收集和处理人员能够及时获得这些供给。

3.计算机硬件、软件以及维护

20世纪80年代，个人计算机的使用增长缓慢，计算机主要用于国家层面的数据处理以及完成其他办公任务。高价位以及使用困难是增长缓慢的主要原因，而且由于卫生领域在国家预算中所占的份额很小，所以很难实现办公自动化。20世纪90年代，随着计算机性能提高、价格下降、用户增加，以及厂家竞争激烈，个人计算机得以广泛使用。现在，在资源充足的情况下，计算机在地区及地方层面的使用已变得普遍。

（二）规章制度

为了确保资源被合理用于支持信息产生过程，必须建立一套规章制度。

1.卫生信息系统整体管理

在卫生信息系统改革过程中，国家所要面临的首要任务就是明确管理职责的设定。卫生保健系统中信息系统的职责定位决定了它在公共卫生服务中的信息功能。经验表明，把卫生信息系统管理置于卫生部门最高层，能够凸显信息在规划和政策制定中的重要性。

虽然总体卫生信息系统管理定位主要是国家层面的问题，但在地方层面的管理作用也非常重要。地方卫生人员不仅需要生成信息，还需要使用信息，地方卫生机构需要数据来规划和管理地方卫生服务以及分配资源。确保数据质量应该是地方卫生管理队伍的关键责任，因为他们直接负责卫生机构的数据收集工作。

2.定义数据收集标准

数据之间只有通过同样的方法进行收集才具有可比性，或者是已经证实了两种方法可以生成同样的信息。数据收集标准包括在临床和其他服务中的确切病例。不同的技能指南必须适应所有类型的用户，确保所有机构都以同样的方法报告数据至关重要。例如，如果病例数是根据特定年龄组报告的，那么所有的机构都要遵守这一标准，否则数据无法按照年龄进行分析。

3.数据传输、处理以及报告规则

数据只有及时获得才有价值。因此，必须制定定义明确且切实可行的时间表，所有卫生系统级别的人员都要根据时间表完成并提交纸质或者电子形式的报告。确定时间表对于定期反馈和监督活动同样重要，因为这些活动都依赖于信息的及时获取。

4.保密性和隐私权

卫生服务对象的个人信息和服务信息不属于卫生机构，只有获得他们明确同意和许可后才能够公布信息，并且在处理所有服务对象的数据时必须严格保密。然而，在某些特定情况下，保护公众免受重大健康威胁的责任优先于个人隐私权。例如，必须强制报告的特定疾病就属于此类情况。

5.培训设计和标准

卫生信息系统中的相关人员需要接受入门培训以及定期进修。在理想情况下，应该将卫生信息系统培训课程与提高临床或者其他提供服务技能的课程结合起来。无论卫生信息系统的经费预算是多少，相关人员都应该定期（至少每年）参加短期进修课程。卫生机构人员的培训主要由地方卫生信息系统人员负责，国家或者地区提供一些帮助。

6.计算机使用

在卫生信息系统中，计算机技术可以大大强化并加速数据处理以及信息呈现。它可以减少地方、地区以及国家层面处理数据所需的时间，并降低手工处理带来的错误风险。但这并不意味着计算机技术是万能的，可以解决所有卫生信息系统的问题。如果卫生信息系统完全依赖计算机技术，那么系统很可能在中期就失效。因此，手工数据处理也应该被纳入卫生信息系统的培训教程中。

7.设备和供给的获取和分发系统

在大多数国家，卫生部门的财政和行政管理机关主要负责获取和分配卫生信息系统设备和供给品（计算机、软件、印好的数据收集工具以及其他物品），因此，卫生信息系统设备和供给的准则与规定，和其他设备及其供给的规则与规定一样。设备应该进行标准化，以便于维护及升级（即采用同样的品牌、相似的配置），为部件之间的交换使用提供一定的保证。软件包也应该进行标准化，以便进行有效的人员培训。同样，印制的材料（如登记表、数据收集表格以及报表）也要进行标准化。此外，必须建立维护和替换制度并进行经费预算。

第五章 卫生人力管理策略与实践

第一节 卫生人力管理

卫生人力资源的管理是影响卫生人力资源开发工作的一个关键性环节。卫生人力管理包括对人的培养、使用、晋升、激励、考核与评价等，促进卫生人力的合理配置，有利于提高人的积极性和工作效率，使有限的人力发挥最佳的效能。

一、卫生人力管理的概念

卫生人力是指在一定时间和一定区域内，存在于卫生行业内部、具有一定专业技能的各类卫生工作者数量与质量的总和，通常指直接从事医疗卫生工作的卫生技术人员和卫生管理人员。

卫生人力资源包括三个部分：一是实际拥有的卫生人力，即已经在医疗卫生部门工作的卫生技术人员和卫生管理人员；二是预期的卫生人力，即正在接受卫生专业或卫生管理教育与培训、达到一定技术水平、将到医疗卫生部门就业的人员；三是潜在的卫生人力，主要指接受过卫生专业技术培训、有一定卫生技术工作能力，但目前并没有从事卫生工作的人员。

卫生人力资源管理是指为实现组织或机构战略目标，运用现代人力资源管理原则和管理手段，对卫生人力资源进行规划、获取、整合、奖酬、调控和开发并加以利用的过程。

二、卫生人力资源的聘用与培训

在卫生事业的运行与发展中，无论是物质资源、财力资源，还是技术资源，最终都要由人来管理或由人来直接使用并提供服务。卫生人力资源是卫生事业发展的第一资源，是卫生事业发展中具有决定性作用的资源因素。一般在制定卫生人力资源规划后，就进入了卫生人力资源聘用与培训阶段。

（一）卫生人力资源的聘用

从卫生人力资源微观管理来看，卫生人员聘用是卫生组织根据发展目标与职务体系的设计，以及职务标准、任职资格要求等，对现有在职人员和候选人员进行综合评估，使合适的人选在合适的岗位上任职的过程。通俗来说，卫生人员聘用是卫生组织根据人力资源规划和职务分析的数量与质量的要求，在发布信息后进行科学的甄选，获得岗位所需的合格人才，并安排他们到岗位工作的活动和全过程。

显然，卫生人员聘用以卫生人力的获取、甄选为前提，即通常人们所说的选拔过程。传统的选拔方法有领导发现、举荐、组织考察和考试选拔等；现代的选拔方法包括能力测试、面谈、民主推荐、专家考评、组织考察、试用等。

从选拔的途径看，选拔分为内部选拔和外部招聘。内部选拔是指从组织内部选拔能够胜任岗位要求的人员充实到岗位上去的一种方法，包括内部提升和内部调用。内部选拔的优点是被选拔的对象个人资料可靠，组织能够充分了解其优势和不足，选拔此类人员可以激发组织内部人员的进取心，提高他们的工作热情；缺点是可供选拔的人员有限，一旦操作不慎，容易挫伤组织内没有被提拔的人的积极性。外部招聘是指卫生组织向组织以外的人员宣布招聘计划，提供一个公平竞争的机会，择优录用合格的人员担任卫生组织内部岗位的过程。外部招聘包括求职者登记、公开招聘或职业介绍机构招聘等。

在卫生人员聘用后，还要加强聘后管理，建立解聘、辞聘制度，建立和完善岗位绩效管理制度，对聘用人员进行全面绩效管理，并把考核结果作为续聘、晋级、分配奖惩和解聘的重要依据。

（二）卫生人力资源的培训

培训的内容主要包括政治素质、职业道德、专业知识与技能及其他相关素质，培训的方法主要有在职培训和脱产培训，培训的种类主要有新员工上岗培训、在岗培训、转岗培训、晋升培训、岗位咨询培训，以及新知识、新技能培训，或者绩效管理（考核）培训等。从卫生人力资源培训的目标出发，卫生人力资源的培训应当遵循全员培养和重点培养相结合的原则，按需施教、讲求实效的原则，以及短期目标与长远发展相结合的原则。

一个完整的培训项目，应该包括三个阶段：

一是培训需求分析阶段。此阶段可以形成对某一方面培训的建议，从而确定培训目标，并做出培训决策。

二是培训设计与实施阶段。即制定培训方案，包括培训对象、培训内容、培训方法、培训时间与经费预算，以及对整个培训过程所进行的系统安排、培训效果评价计划等。

三是培训评估阶段。通过对培训的设计、执行和结果进行评价、分析、总结与反馈，达到检验培训效果、改进培训设计、总结培训经验、提高培训水平的目的，从而使卫生人员的知识、技能和态度不断满足岗位要求。

三、卫生人力管理的内容

（一）确立和推行各类岗位的职位分类

根据卫生机构各类工作的性质、难度、责任大小，按照科学的方法，对所需人员的条件以及对不同职位的要求加以划分、归类，并在此基础上制定出职能规范，为录用、考核、晋升、奖惩、培训等人事管理提供依据。

（二）建立各类人员的管理制度

在明确岗位责任制的基础上，逐步推行各类专业技术人员聘任制；同时建立一套切实可行的、卓有成效的、相对稳定的考核晋升制度。对聘任的各类人员进行经常性的考核，客观地了解其思想政治表现、实际工作能力、专业知识水平及身体状况等，以此来正确选拔、培养和合理使用人员。

（三）合理调配人员

根据国家现行政策，结合卫生机构各类工作职位分类、人员编制、内部结构比例、实际工作需要、员工专业特长及本人意愿，对机构人员进行合理配备，最大限度地发挥人才的潜能。

（四）建立人员培训制度

对各类人员进行培训，制订多形式、多层次、多渠道的培训计划。通过培训，提高培训对象的理论水平和实际操作能力，为卫生事业的不断发展提供助力。

（五）建立合理的奖惩制度

在严格考核的基础上，建立精神鼓励与物质鼓励相结合，以精神鼓励为主的鼓励制度；建立教育与惩戒相结合，以教育为主的奖惩制度。目的是调动员工积极性，树立奋发进取、积极向上的风气。

（六）劳动工资计划管理

正确处理国家利益、集体利益与员工个人利益三者的关系，做好员工工资福利工作。

（七）做好人事统计与档案管理工作

人事统计与档案管理工作既是大量而经常性的事务工作，又是人事管理科学化的基础。人力资源信息的收集和利用可为卫生机构充实、调整和合理使用人员提供依据。

四、卫生人力管理的改革

多年来，我国在卫生人力管理上取得了不少成果，但也存在一些问题。近年来，有关部门正在不断深化卫生人力制度改革，取得了一定的成效。改革的内容如下：

第一，扩大用人单位在人力管理上的自主权。在国家有关政策的指导下，制定人力资源战略规划，从实际需要出发定编，并在一定范围内实行招聘制、合同制等，作为组织分配制的补充。

第二，引进竞争机制，建立新的人才管理体制。对专业技术人员从目前的全员聘任制过渡到以岗位责任为特征的合同聘任制，实行单位与个人的双向选择。

第三，建立与人才市场相适应的社会调节机构。建立新型的体现按劳分配原则的分配制度。

第二节 卫生人力配备原则及方法

卫生人力配备应充分考虑社会政治、经济、科技、文化、教育及政策法规的影响，针对现代科学技术的发展、社会人口结构的变化、居民疾病谱与死因谱的演变和社会卫生状况的变化来进行。卫生人力配备要收集和掌握卫生组织系统人员数量、内部结构、技术水平、专业特色、物资设备、财务经费等资源信息，在充分考虑外部条件的影响和内部资源状况的基础上，统筹规划，合理配置。

一、配备原则

（一）功能需要原则

满足卫生组织系统功能的需要是卫生人力配备的主要依据。应根据不同工作的性质和任务、不同级别、不同条件，按实际需要进行人力配备。

（二）能级对应原则

卫生工作具有高度的科学性、复杂性和严密性，因此必须严格遵循能级对应的原则，配备各级人员，即工作人员的能力、资历、思想品质应与其担负的职级相称。对此，应制定相应的规范。

（三）整体优化原则

卫生人力配备工作追求的目标不仅是求得每一类人员或局部人员状态的优化，而且要实现各类人员组成的整体状态的优化。这就要求卫生机构各类人员间发生的联系、层次、比例关系、结构形式，必须按卫生机构的规格、规模、工作条件、任务等因素组织起来，充分发挥其潜能，彼此合作，避免内耗，减少多余或重复的无效劳动，使整体工作实现高效率。

（四）知人善任，用其所长原则

知人是善任的前提。卫生机构要经常深入实际，全面了解个人的品德、能力、学识、志向、气质、兴趣、性格等，科学地分析个人的优缺点，扬长避短，用其所长，真正做到人尽其才，才尽其用。

（五）动态发展原则

卫生组织机构的工作任务和业务范围及卫生人力个体的知识始终处于动态变化之中，因此，卫生人力配备应按动态发展的原则不断调整和更新，在政策许可范围内加速人才的合理流动，以促进卫生事业的发展。

二、配备方法

（一）计划调配法

计划调配法是我国传统卫生人力的主要配备方法，包括大中专毕业生分配、安置军队转业干部、政策性调动等。目前，国家对大中专毕业生分配制度进行改革，多次举办用人单位、学校、毕业生之间的供需见面会，增强单位用人自主权和毕业生的择业权。

（二）市场调节法

随着社会主义市场经济的发展，人们越来越重视通过市场调节方法来配备卫生人员。这有利于充分挖掘并发挥卫生人员的潜力，缓和由于人员分布不均造成的"有事没人干，有人没事干"的不合理现象，减少卫生人力资源的浪费。近年来，我国许多省、自治区、直辖市成立的卫生人才交流中心、人才服务开发公司、卫生人力市场等，既为卫生机构推荐了大量优秀管理人员和卫生技术人员，又为一大批具有专门技术知识和丰富实践经验的卫生人员寻找到了能够充分发挥才能的工作舞台。

（三）标准化配备法

标准化配备法是根据区域卫生发展规划，在对卫生机构的工作任务进行分析并制定卫生机构建设标准的基础上，配备卫生人力的方法。标准化配备法的基本步骤如下：

第一，调查区域内各类卫生资源现况，并对其进行分析。

第二，确定各类卫生机构的比例与服务目标。

第三，根据地理、地貌，服务人口的特征，卫生资源的可及性与可得性，卫生服务的成本效益分析，进行机构的工作任务分析，配置相应的资源。

第四，根据目标年的卫生服务需求量、卫生服务利用状况、不同服务对象所需的时间、各类卫生人力的工作效率和培训机构的产出等，确定卫生人力的配备标准。

第三节 卫生劳务补偿

卫生人员的劳动是社会劳动的重要组成部分，同社会其他商品生产劳动一样，具有投入、产出、生产、分配、交换、消费、资金循环运动等共同的商品经济的特点和属性，有共同遵守的价值规律。长期以来，由于过度强调卫生事业的福利性，我国卫生人员的劳动是低报酬服务。国家对卫生事业的投入不足，致使卫生人员的收入在较长的一段时间内，一直低于社会各行业的平均水平，卫生单位不得不通过增发各类补贴、奖金和超劳务报酬来弥补。有研究表明，目前我国医技人员的月收入只占其实际收入的一半，卫生人员在提供卫生服务时创造的技术性劳务价值无法完全补偿，这妨碍了卫生事业的再生产和发展。加强卫生劳务补偿的研究将有利于优化卫生事业补偿结构，使卫生技术劳务价格逐步体现价值，激励卫生人员的工作积极性，为社会提供优质的卫生服务。

一、卫生劳务补偿的组成

卫生劳务补偿是卫生人员在提供卫生服务的过程中，创造的技术性劳务价值在经济收入上所得到的回报。一般认为由以下几个部分组成：

第一，工龄报酬。包括参加工作时间、从事卫生工作时间、从事现专业工作时间、专业工作经验等。

第二，受教育程度报酬。包括学历、学位、专业技术职务、累计培训时间等。

第三，工作复杂性报酬。包括每次服务时间、不同专业和科别、风险性、卫生技术使用等。

二、卫生劳务补偿的改革

(一)优化双重复合补偿模式

今后,要尽可能加大政府预算补偿,尤其要对基层和农村医疗卫生部门有所倾斜,对于卫生事业单位所采取的预算补偿和经营补偿双重复合补偿模式,要进行优化和完善。同时要在政府干预的前提下适度引入市场机制,实行适宜的收费政策,合理地调整技术和劳务项目的收费标准,严格控制药品收入,多渠道筹集卫生资源。

(二)开展项目成本核算,建立新型收费制度

卫生服务价格是整个市场价格的组成部分。目前,我国卫生服务价格水平总体偏低,技术劳务的价格与价值不符,而且还存在行业间和行业内部比价不合理、价格调节供求的杠杆作用没能发挥、收费管理权限过于集中等问题。卫生机构要通过对卫生服务项目成本进行核算和科学管理,建立各级各类卫生服务的收费价格体系。卫生机构要在保证服务质量的前提下,提供更多的服务来增加收入,这体现了卫生人员的劳务价值,有利于卫生劳务补偿机制走上良性循环和协调发展的道路。

(三)逐步提高卫生人员基本收入

在提高卫生技术性劳务收费标准的前提下,综合卫生人员的工龄、受教育程度和工作复杂程度等因素,按照按劳分配、多劳多得、等价交换的原则,拉开内部分配档次,改变目前工资结构中主体工资和辅助工资主次易位的现象,逐步提高卫生人员基本收入,真正实现卫生人员的劳务价值。

第六章 公共卫生服务绩效评价研究

第一节 公共卫生服务绩效评价发展概论

一、公共卫生服务绩效评价的概念

由于过去对卫生机构绩效的定义往往是由各级医疗提供者、消费者及支付者根据他们各自的目标、利益及内部操作来界定的（如对于患者来讲，绩效标准是服务质量），因此难以客观反映医疗机构的真实绩效。所以在对公共卫生服务机构进行绩效评价前，必须首先明确公共卫生服务绩效评价的定义。

公共卫生服务系统作为国家卫生服务体系的一个子系统，在我国正迅速发展，对该系统进行科学的绩效评价有助于发现其中存在的问题并促进其健康发展。然而，由于各地公共卫生服务水平存在差异，对绩效评价的侧重也应有所不同。从不同的角度和不同的层次来看，"评价"的含义各有区别。

从哲学的角度来看，评价是一定价值关系主体对这一价值关系的现实结果或可能效果的反映。人们对自己价值关系的现实结果或可能效果的认识，以各种精神活动的方式表达出来。

从心理学的角度来看，评价是根据明确的目的来测定对象的属性，并将这种属性变为客观定量的计值或主观效用的行为。

公共卫生服务的评价是在尽可能客观的基础上，对公共卫生服务的服务质量、社会效益、经济效益和运行效率进行评价，从而为公共卫生服务的可持续发展和运作管理提供决策依据。

在公共卫生服务绩效评价方面，近几年我国学者分别从政策支持、资金投入、机构建设、服务过程、服务效益和效果等方面进行指标体系的建立。例如，梁万年教授从投入情况、服务的组织和管理、人力资源、服务内容和特征情况、服务的效果和效益情况、服务的费用等多个维度对公共卫生服务进行评价；卢祖洵教授则从资源配置、费用控制、患者流向、服务提供、需方利用等方面对公共卫生服务机构进行评价。

二、公共卫生服务绩效评价的重要意义

绩效评价被认为是有效监督和管理医疗卫生机构的科学方法之一。近年来，随着卫生体制改革的推进，以基本医疗和公共卫生服务提供为核心的基本卫生保健服务机构（这里主要指农村的乡镇卫生院和城市的公共卫生服务中心），已成为卫生系统改革的突破口。建立一套实用的绩效评价指标体系和绩效测评工具，能够客观、公正、有前瞻性地反映基本卫生保健服务机构的整体运作情况，并引导机构健康、快速发展。

公共卫生服务绩效评价从政府角度出发，多维度、深层次地探讨基本卫生保健服务机构的绩效内涵和结构，力求构建一套基于现实、具有一定导向性的绩效评价指标体系和测量工具，从而对我国公共卫生服务机构进行综合绩效评价，真实、系统地反映目前我国农村乡镇卫生院和城市公共卫生服务中心的运行状况和整体表现，为政府及行政管理部门实施绩效考核与管理提供依据，帮助政府的卫生管理人员、基层卫生机构的管理者和研究人员系统评价机构的绩效和服务质量，并提出改进绩效和服务质量的策略与建议。

公共卫生服务绩效评价的意义在于，通过对公共卫生服务绩效评价指标体系和方法的探讨，提高公共卫生服务管理的科学化程度；通过全面、科学评价公共卫生服务系统的效率、效益和公平性，为制定公共卫生服务发展规划和措施提供依据，以确保公共卫生服务目标的实现。

公共卫生服务系统绩效评价是进一步提高公共卫生服务机构改善人民健康的有力工具。研究公共卫生服务系统绩效，对于促进公共卫生服务健康发展和实现公共卫生服务系统目标具有重要意义。同时，由于公共卫生服务系统绩效是卫生系统绩效的一部分，所以研究公共卫生服务系统绩效对于改善卫生系统绩效也具有重要价值。对公共卫生服务系统进行绩效评价，可以督促政府更好地履行职责，促进政府各部门之间的协调与合

作，促进公共卫生服务充分发挥"六位一体"功能，缓解"看病难、看病贵"的实际问题。虽然公共卫生服务系统目标和功能已初步确定，但是公共卫生服务系统具有庞杂性，系统内各组成部分和要素之间互相作用和互相影响，因此还需要对系统各个层面进行深层次的研究与分析，对系统面临的宏观环境及其他系统可能带来的影响进行分析。另外，要科学选择评价指标，并从公共卫生服务系统的组织、公共卫生服务筹资、服务供方的支付方式、管制以及社会营销等方面对公共卫生服务系统绩效进行评价，找出影响公共卫生服务系统绩效的因素，提出绩效改进的意见与建议。

三、公共卫生服务绩效评价原则

公共卫生服务绩效评价不仅仅是对方案优劣进行评价，更重要的是对公共卫生改善状况以及人民健康水平提高状况进行评价。因此，公共卫生服务绩效评价要按其适应社会经济政策的要求来衡量，也要按其适应人们的基本医疗卫生需求和经济水平来衡量。为满足这些要求，公共卫生服务绩效评价应遵循公平原则、效率原则和可行性原则。

（一）公平原则

公平是指无论居民的收入水平和支付能力如何，其所拥有的公共卫生服务的数量和质量是相等的。公平可分为水平公平和垂直公平两种。水平公平是指具有等量公共卫生服务需求的人能获得相同数量和质量的服务；垂直公平是指需求水平不同的人所获得的公共卫生服务数量和质量也不同，需求水平高者应获得更多数量和更高质量的公共卫生服务，反之则较少。

（二）效率原则

相对于人们对卫生资源的需求来说，卫生资源是有限的，因此社会要合理地、有效地利用资源，公共卫生服务也要高效利用公共卫生服务的资源。提高公共卫生服务的原动力，是当前研究的重要课题。

一般来讲，效率是单位卫生资源所取得的公共卫生服务的产出。效率可以分为三种，即分配效率、技术效率和管理效率。分配效率是指在资金分配的过程中，等量的资金追加到不同领域的不同项目上，所获得的产出和效益是不同的。这就要求从事公共卫生服务工作的人员，在资金分配方面要考虑资金带来的边际效益。技术效率也被称为生产效率，是指具体的公共卫生服务系统的最佳组合。例如，将等量的资金和人力分别投入两个不同的公共卫生服务方案，产出社会经济效益好的方案效率更高。管理效率是指公共卫生服务组织结构、各要素所处的环境及各要素间关系，均达到最佳状态。

（三）可行性原则

可行性原则是一项基本原则，评价任何卫生服务实施方案都要进行可行性评价。可行性范围包括两个方面：一是方案的可行性，即制定的公共卫生服务方案是否具备可操作性；二是评价指标的可行性，即所采用的评价指标是否能对公共卫生服务的质量进行有效的评价。

四、公共卫生服务绩效评价的分类

（一）事前评价

事前评价是指在制定公共卫生服务规划时做出的评价。实际上是通过模拟或者预测等方法对公共卫生服务的方案进行预评估，以确定公共卫生服务各方案以及实施计划的取舍。

（二）中期评价

中期评价是指经过一段时间的公共卫生服务实践或者按照预定计划进行实践后，对公共卫生服务的进展情况做出的评价，以确定能否按照预定计划进行、结果如何、未来发展如何、方案是否需要修订及如何修订等。

（三）事后评价

事后评价是指在公共卫生服务研究开展较长时间或者一定阶段后做出的评价，以确定是否已经达到预期的阶段目标，是否取得阶段性成果，从而为下一步的发展提供决策依据。

目前，公共卫生服务绩效评价以中期评价和事后评价为主。

第二节 公共卫生服务绩效评价管理模式

绩效评价只是绩效管理过程的一个重要组成部分。绩效评价与绩效目标的制定、绩效辅导、绩效反馈和应用等一起构成绩效管理系统的全过程。

通过分析中华人民共和国卫生部（现为中华人民共和国国家卫生健康委员会）和中英城市社区卫生服务与贫困救助项目（China/UK Urban Health and Poverty Project，UHPP）的公共卫生服务绩效考核结果与人员分配指导方案课题研究结果，可以将绩效的含义界定为：在积极履行社会责任的过程中，在追求内部管理与外部效应、数量与质量、经济因素与伦理政治因素、刚性规范与柔性机制相统一的基础上，实现产出（服务）的最大化。其中，对于个人绩效考核方面，应该强调按照服务内容、劳动强度和技术特性等因素确定不同的考核指标，并以服务数量、服务质量和居民（患者）满意度为主要指标，进行定期和不定期的考核。

评价是一个非常复杂的过程，本质上是判断的处理过程。本杰明·布鲁姆认为，评价是人类思考和认知过程的等级结构模型中最基本的因素。根据他的模型，在人类认知处理过程中，评价和思考是两项十分复杂的认知活动。他认为，评价就是对一定的想法、方法和材料等做出价值判断的过程。它是一个运用标准对事物的准确性、实效性、经济性以及满意度等方面进行评估的过程。由此可知，第一，评价的过程是对评价对象做出判断的过程；第二，评价的过程是综合计算、观察和咨询等方法的复合型的分析过程。显然，所谓的绩效评价一定是事后的，因为只有在事后才能看到成绩和效果的差异。

一、绩效评价指标选取的原则

一般来说，对于一个具体的评价对象，在选取绩效评价指标时，应坚持以下原则：

（一）指标的相关性原则

衡量指标应与政府部门的目标及公共服务组织目标有直接的联系。以相对容易衡量的投入指标或产出指标为例，如果这些指标与政府部门的目标及公共服务组织目标缺乏相关性，那么单纯的投入指标或产出指标就无法准确反映项目的实际影响。

（二）指标的经济性原则

指标的选取要考虑实现条件及可操作性，数据的获得应符合成本效益原则，即在成本合理的基础上收集信息。这就要求指标在满足评价目标的前提下尽量精简，减少指标之间的信息重复；选定的指标应承载尽可能大的信息量，从而降低收集指标信息的成本。

（三）指标的可比性原则

目的相似的公共服务组织目标之间存在共同的指标，不同公共服务组织之间的衡量结果可以相互比较。

（四）指标的重要性原则

根据指标在整个体系中的地位和作用进行筛选，能够选出最具代表性、最能反映评价要求的指标。此时应注意指标的兼容性问题，不要对指标进行杂乱无章的罗列。

（五）其他原则

在指标的选择上除了应坚持上述原则，还应坚持以下几项原则：

第一，所选指标在评价内容的度量上要具有精确性，不能模棱两可；

第二，指标的选择应尽量充分，也就是指标能充分对绩效进行评估；

第三，所选指标应具有可监控性，即指标应具有独立性，减少人为因素对指标的修饰。

绩效评价是推动公共组织承担责任的有效机制，因此，坚持公民导向应成为公共组织绩效评价实践中的重要发展趋势。公共组织绩效评价强调以人为本，以公民为中心，以公民满意度为衡量标准。公民作为公共组织进行公共管理和公共服务的最终承接者，对公共组织绩效有很大的发言权，公民参与原则是绩效评价的基本原则。

二、绩效评价实施主体和客体的界定

绩效评价在很多国家的公共组织改革中发挥了重要的作用，但是由于绩效评价是世界公认的难题之一，在实践中也遇到了很多的困惑和问题。

首先，绩效是一个内涵十分丰富的概念，包括效率、效益、产出、行为、表现、成就、责任、回应、公平、用户满意度等多个维度。对如此复杂的内涵进行评价是一项极具挑战性的工作。

其次，由于公共组织职能在不同层次和不同类型之间差异较大，而且政策目标具有多元性，或与政治相关，或与管理效率相关，或与政府责任相关，是极其复杂、模糊，甚至是相互冲突的。要把这些法定的职能和目标转化成具体的、清晰的、可量化的、普遍为人所接受的且可考核的目标，难度较大。

最后，公共组织主要通过国家公共财政资源的支持，向社会提供公共产品和公共服务，而公共产品和公共服务具有非竞争性、非排他性、非营利性、公共垄断性，其效益具有滞后性，信息具有非对称性，这些特性使公共组织难以获取准确的绩效信息。所以，国内外有关公共组织绩效评价的理论研究和实践探索仍在继续进行。

（一）实施主体定义

根据"动机产生行为"这一简单的行为逻辑理论可以知道，只有当评价主体有评价动机时，才会产生评价行为。因此，绩效评价首先要明确谁有评价动机，即谁是绩效评价的主体。

综合多方面的因素，评价就是指评价者根据评价标准，对评价对象的各个方面进行量化和非量化的测量过程，最终得出一个可靠且逻辑严密的结论。其中，评价者也被称为评估人，主要是指对某个对象进行评价的主观能动体，即实施主体。就公共卫生服务绩效评价管理而言，实施主体就是公共卫生服务机构的上级主管部门，包括国家级、省市级、区县级等。在基本绩效中，"服务质量"由上级部门，如疾病预防控制中心、妇幼保健所、卫生监督所、精神卫生中心、初级卫生保健办公室、区卫生协会等负责考核。

（二）实施客体定义

就公共卫生服务绩效评价管理而言，与主体相对应的存在对象，是被评价的客观能动体，即实施客体。就公共卫生服务绩效评价管理而言，实施客体主要指从事公共卫生服务的各级卫生医疗、预防保健机构，包括一、二、三级医院，城镇公共卫生服务中心、卫生站点，乡村卫生所、卫生院，等等。

（三）过程控制对绩效管理的重要性

绩效管理是一个系统化的管理过程，不仅包括绩效考核，还包括绩效反馈和过程控制。绩效管理能够让评价客体清楚自身的绩效情况，从而分析和改进措施及目标。

公共卫生服务绩效管理体系既注重管理结果，也注重管理过程。单纯强调某一方面而忽略其他方面是片面且不正确的，在实施绩效管理时一定要注意这一点。现在很多人犯了原则性错误，把绩效考核当作绩效管理，一叶障目。忽视绩效管理的其他重要环节（如目标分解、目标调整、绩效沟通、绩效分析与改进、绩效成绩的运用等）是非常危险的，因为这些环节恰好是绩效管理中十分重要的过程环节。管理的核心在于过程，判断绩效管理成功与否的关键在于绩效管理的过程是否得到有效的控制，而要使绩效管理过程得到有效的控制，就要让评价客体在绩效管理的过程中体验到成功。如果在绩效管理中忽略了这些过程管理，那么绩效考核一定做不好。

三、当前绩效评价管理的基本模式

通用评估框架（Common Assessment Framework，CAF）是欧盟国家针对欧洲国家公共部门的特点，为公共部门量身打造的评估工具。它体现了现代公共管理的先进理念，分为促进要素和结果要素，对提高和改善公共部门的绩效有着积极的作用。通用评估框架共有九大标准，其中，领导力、人力资源管理、战略与规划、伙伴关系和资源、流程与变革管理属于促进要素；员工结果、顾客/公民结果、社会结果和关键绩效结果属于结果要素。

（一）绩效评价管理的三种模式

目前，我国医疗卫生行业常用的绩效评价管理主要包括以下三种模式：

1.卫生行政主管部门直接管理

（1）含义

《医疗机构管理条例》第五章第三十九条规定，县级以上人民政府卫生行政部门行使下列监督管理职权：负责医疗机构的设置审批、执业登记和校验；对医疗机构的执业活动进行检查指导；负责组织对医疗机构的评审；对违反本条例的行为给予处罚。

（2）实施部门

实施部门主要为县级以上人民政府卫生行政部门。

2.公共卫生专业部门管理

（1）含义

根据公共卫生服务中心各业务部门的隶属关系，由其对应的上级业务部门行使业务检查指导、业务绩效评审等监督管理职权。

（2）实施部门

实施部门主要为上级业务部门，包括疾病预防控制中心、食品药品卫生监督所、妇幼所、儿保所、精神卫生中心等。

3.社会力量第三方管理

（1）含义

将基本绩效中的服务效果、运行效率、综合满意度等项目，委托给社会专业评估咨询机构考核。

（2）实施部门

实施部门主要为社会专业评估咨询机构。

（二）国外的相关管理模式

近年来，许多国外政府与组织也对医疗卫生绩效评价进行了研究，并且采取了许多积极的措施和政策。

澳大利亚联邦政府采取了一系列新的措施，进一步改进了卫生系统的绩效评价办法与评价指标体系，并成立了"国家卫生系统绩效委员会"（The National Health Performance Committee，NHPC），负责发展和完善国家卫生系统绩效评价框架，以及制定相应的绩效指标。新的绩效框架所包含的内容从原来的医院服务扩展到整个卫生系统，涵盖公共卫生服务、全科服务和公共卫生的内容。

澳大利亚对卫生系统绩效的评价旨在衡量卫生系统在改善人民健康状况方面的表现，包括是否提供了高质量的医疗卫生服务，以及每一个人是否都享有同等的服务。它包含以下九个方面的内容：

①有效性：达到预期结果的保健、干预或行动的效果。

②适宜性：根据患者的需要以及预设的标准，评价卫生系统所提供的保健或干预行

动的适宜程度。

③效率：是否有效地使用资源，达到所期望的结果。

④反应性：服务的选择权与及时性，医疗卫生机构的基本设施和环境，社会支持网络的可及性，以及对服务提供者的选择。

⑤可及性：在不考虑收入、居住地和文化背景的情况下，人们在适当的地点和时间获取医疗卫生服务的能力。

⑥安全性：避免或减少由医疗卫生服务所造成的直接或潜在的伤害。

⑦连续性：在不同时间内，各种服务项目、医疗卫生人员、医疗卫生机构之间提供不中断的、协作的保健或服务。

⑧能力：个人基于技能和知识提供医疗卫生服务的能力。

⑨可持续性：系统或组织机构的人力在创新和应对突发需要（科研、监控）方面的能力。

英国政府曾针对大量的医疗事故发布官方文件，把医疗质量置于卫生服务提供的首要位置。同时，建立了临床绩效署，为临床行政管理赋予了法律责任，并建立了新的质量监督机构以及绩效评价框架。英国政府财政部和卫生部门曾签订一项公共服务协议，通过其中的绩效监测体系来发挥作用，旨在提高卫生服务的产出和效率。卫生绩效评价体系中包括改善卫生绩效、诊疗公平性、提供适宜的且有成效的卫生服务、卫生服务效率、患者的就诊经历和诊疗结果六个方面的指标。

美国曾成立"国家质量论坛"这一非营利性论坛，主要为相关部门的政策制定提供建议，并致力于建立和完善一套医疗质量测量指标。论坛与测量指标的目标包括评价医疗服务在安全、及时、有效、关注患者方面的绩效，评价服务的效率和公平性，向公众提供医疗信息，建立质量测量策略和公众报告制度。

目前，在企业和公共组织绩效评价中应用较为普遍的模型和工具如下：

第一，公共组织绩效管理评价模型（Evaluation Model of Public Organization Performance Management，EPOPM）。EPOPM 模型指标体系从公共组织本身的结构出发，可分为组织管理、过程管理、人力资源管理、运作绩效、顾客满意度、信息技术水平和环境适应能力七个方面。其中，组织管理、过程管理、人力资源管理和环境适应能力组成了操作模块，强调对组织与运作过程进行有效控制是实现绩效目标的重要手段；运作绩效、顾客满意度组成了结果模块，显示了良好管理绩效的实现情况；信息技术水平是整个系统的支撑技术。

第二，欧洲质量管理基金组织（European Foundation for Quality Management，EFQM）业绩、方法、部署、评估和回顾工具与模型。EFQM 卓越模式是以全面质量管理的概念为基础构建的，其基本内容包括：领导与目标的恒久性，以客户为导向，组织的社会责任，员工发展与参与，以结果为导向，流程与事实管理，持续学习、创新与改进，合作关系的发展。

EFQM 卓越模式由三大部分构成：促成者部分由领导能力、方针与策略、合作关系与资源管理、流程组成；成果部分着重于已实现或即将实现的成果，由员工、客户与社会等方面的成果组成；创新与学习部分主要由创新动态、协助促成和改进成果组成。

第三，平衡计分卡（Balanced Scorecard，BSC）。罗伯特·卡普兰教授和戴维·诺顿教授共同研究出平衡计分卡这一绩效评价方法，旨在从财务层面、内部流程层面、学习与发展层面和顾客层面四个维度全面评价企业（组织）绩效。这一绩效评价体系可以全面考察企业（组织），能够克服传统评价方法主要依靠财务指标衡量业绩的局限性，构建一个更全面的企业业绩评价体系。平衡计分卡强调，为实现企业的战略目标，应该从以上四个维度综合衡量企业的工作。这四个维度充分兼顾了企业的长期目标和短期目标、财务和非财务指标、滞后和先行指标，以及企业外部和内部的衔接。

第三节 公共卫生服务绩效评价管理应注意的问题

一、绩效评价中可能出现的误区

（一）绩效评价不必由员工参与

绩效评价不仅是管理者的职责，还是一项需要全体员工参与的工作，员工参与绩效评价能够增强其组织认同感和价值感；让员工明确考核结果，会让员工了解自己的优势与不足。如果管理人员仅仅把绩效评价看作特权，那么绩效评价的作用就会减弱。由于组织越来越多地实行参与式管理，员工也更愿意参加评价标准的鉴别与确定。所以，在进行绩效评价时，组织必须提高员工的参与度，或者清楚地了解员工不参加的原因。

（二）绩效管理就是绩效评价

绩效管理是从绩效计划、绩效辅导、绩效评价，到绩效反馈的循环过程，贯穿于管理的全过程。微观层面的绩效管理即绩效考核管理，绩效评价即绩效考核，是绩效管理的技术实现部分。

（三）绩效管理主要针对员工

绩效管理的目的并不是单纯对个人绩效进行评估，它更深层的目的是有效地推动个人的行为表现，引导公共卫生服务中心全体医护人员从个人层面出发，促使所有部门共同朝着整体战略目标迈进。在实施绩效管理时，管理者应明确其目的，并在正式实施绩效管理之前，就绩效管理的目的、意义、作用和方法等问题对主客体进行认真培训。否则，可能出现事倍功半的效果。

（四）只有绩效评价，没有绩效反馈

绩效反馈的目的是沟通反馈绩效评价结果，并有效地应用绩效评价的结果；通过绩效反馈，找出有待改进的地方，并确定下一期的绩效计划和改进点。这是整个绩效管理体系循环中非常重要的环节，也往往是最容易被忽视的阶段。绩效反馈为最终的绩效改善提供支持，其作用可以反映出绩效管理体系的动态性和成长性。在反馈面谈过程中，管理者和员工不仅需要对绩效评价结果进行沟通并达成共识，还需要深入分析绩效目标未完成的原因，从而找到改进方向和措施。由于管理者和员工在反馈面谈过程中容易产生较大的心理压力和畏难情绪，因此一旦管理者缺乏充分的准备和必要的面谈沟通技能，反馈面谈往往会失效，甚至产生负面影响。

（五）指标越多越细越好

指标设立要讲究关键性与协同关联性。关键绩效指标是指在某一阶段公共卫生服务中要解决的最主要的问题，例如，人才队伍建设、管理及技能培训，全科团队服务流程及规范的完善，服务站点建设，流动人口保健管理等。解决这些问题是该阶段公共卫生服务中心的战略要点。绩效管理体系应针对这些问题设计管理指标，同时要保证关键指标与年度规划保持一致。如果指标设定得太多太细，容易导致重点不突出，造成人力和物力的浪费。

二、有效控制绩效评价形成过程的方法

为了有效控制绩效评价的形成过程，在设计绩效管理方案的时候需要对以下几点进行重点考虑：

（一）重新定义绩效管理的作用

绩效管理的作用是什么呢？关于这个问题，很多管理者都有自己的见解。有人认为实施绩效管理就是为了对员工的绩效进行考核，把考核结果用于工资和奖金的分配，若能达到这个目标，便视为成功；有人认为绩效考核有助于识别员工能力的高低，为单位选拔人才提供依据。诸如此类的观点还有很多，但大多集中于员工的工资分配上。很多单位把绩效考核当作发放奖金的工具，试图通过绩效考核把员工划分为不同等级，从而实施薪酬决策。

上述观点虽有一定道理，但都不够全面和彻底。绩效考核可以为单位提供薪酬、裁员、晋升等人事决策的依据。但如果一味地为考核而考核，最终的结果并不能令管理者满意，甚至会使其陷入进退两难的境地。原因很简单，如果仅仅把绩效管理的作用局限于工资和奖金的分配，那么过程的管理和控制将被忽视甚至被抛弃，导致绩效管理成为应付检查的填表游戏，仅在需要时才进行，这不仅无法保证公平性，也违背了绩效管理的核心理念。

所以，单位管理层需要冷静思考并重新定义绩效管理的作用，这一作用简单而明确，就是为了员工的能力得到提高，业绩水平得到增长。只有员工的能力在绩效管理的过程中得到提高，他们的业绩表现才会更好，才能更好地理解和执行中心的战略目标。当个人目标和中心战略有效结合时，单位的服务绩效便能够得到显著提升。

必须重新定义绩效管理的作用，以保证单位的绩效管理始终都在正确的轨道上运行。只有如此，绩效考核才会实现公平和公正，并真正发挥激励作用。

（二）定义管理者的绩效责任

管理者是绩效管理实施的中坚力量，起桥梁作用，上对绩效管理政策负责，下对员工的绩效提高负责，其重要性不可忽视。

管理者的主要作用在于执行和反馈。一方面，管理者需要执行单位已经决策的绩效

管理政策,通过有效的绩效管理手段,将单位的战略目标传递给基层员工;另一方面,管理者必须在执行的过程中不断记录和总结,发现现有绩效政策中存在的缺点和不足,汇总并反馈给更高层级的管理人员,便于他们做出综合判断,为下一个绩效周期的调整做好准备。

因此,要提高管理者的执行力,就必须赋予他们必要的责任,使他们明确自身的责任和职能,更加高效地把绩效管理的决策贯彻执行到位。管理者的绩效责任如下:

1.确立绩效周期,制定绩效目标

绩效目标是绩效管理过程的起点,在一个绩效周期的初始阶段,就必须确定单位未来一段时间的绩效目标。绩效周期的长度依单位的管理状况而定,一般以半年或一年为一个绩效周期。

无论单位的绩效周期有多长,管理者都要为部门制定绩效目标。绩效目标的制定应基于员工的职位,对单位的战略目标进行分解,同时结合管理者对员工在绩效周期内的期望和员工本人的发展愿望,在与员工进行充分沟通的基础上形成,最终与员工达成共识。绩效目标不是管理者强加给员工的任务,而是管理者和员工双方共同努力的方向,所以必须充分考虑员工的意见,最后形成的文件应是双方都签字认可的正式文件,并以此作为绩效周期内的主要内容,双方共同努力,争取完成并超越目标。

2.绩效沟通与辅导,为员工建立业绩档案

绩效目标确立以后,管理者的绩效责任就是与员工保持积极的双向沟通,对员工进行有效的辅导,帮助员工提高专业能力,确保绩效目标朝预定的方向前进。

这就要求管理者更多地走出办公室,与员工保持密切联系,观察他们的表现,给予他们适时的支持和帮助,为他们提供必备的资源,帮助他们更加高效地工作。当员工表现优异时,给予适当鼓励以激励他们更加努力工作;当员工表现不佳时,管理者也应及时指出问题,帮助他们在第一时间发现并改正错误,重新回到绩效目标的轨道上。

在这个过程中,管理者还要完成一项重要任务,那就是要求人事部门为员工建立业绩档案,记录员工的绩效表现并归档。这一工作的重要性主要体现在以下三方面:

第一,建立业绩档案可以帮助员工回顾绩效过程,提供有用的建议,从而提高员工的能力。

第二,帮助管理者更加高效地做好管理工作,使其更加熟悉每位员工的表现,以便更加有针对性地对他们进行指导。

第三，为绩效考核提供依据，确保考核更加公平和公正。

所以，管理者要注意观察员工的表现并为之建立业绩档案，这也是其绩效责任的一部分，不是额外的工作负担。

3.绩效考核与反馈

当规定的绩效目标截止日期过去以后，管理者应对员工过去一段时间的表现进行考核。考核的依据是员工的绩效目标及其业绩档案，对照员工的考核标准和业绩档案的记录，对员工进行公平、公正的考核。

考核的结果应及时公布，管理者应履行对员工的承诺，将考核结果与工资、晋升、培训等挂钩，使绩效考核发挥激励先进和鞭策后进的作用。

另外，与绩效考核紧密联系的一项重要工作是绩效反馈。绩效反馈要求管理者通过面谈的形式将考核结果反馈给员工，帮助员工清楚自己的表现，并对员工存在的不足提出建设性的改进意见，与员工一起制订改进计划，使其在下一个绩效周期内表现更佳。

当绩效管理不再被视为发放工资的工具，当绩效管理与绩效考核的区别被更多的人所认识，当绩效管理被严格作为管理过程实施时，管理者就能从中体会到成功，进而提高执行力，推动绩效管理逐步走向成功，使其真正成为实现公共卫生服务战略目标的助推器。

第四节 公共卫生服务绩效评价运作模式

一、绩效评价运作模式

（一）概述

医院绩效评价运作模式是医院为实现其组织目标，按照系统论方法构建的、由一系列反映医院各个侧面相关因素的指标集合而成的评价模式。绩效评价是医院在持续运营过程中，管理和控制运营状况的核心。因此，有效的绩效评价运作模式必须适应医院的特点和发展需要，只有这样才能充分发挥绩效评价的作用。

公共卫生服务系统作为国家卫生服务体系的子系统，其绩效评价不能脱离卫生系统的大环境，其系统绩效应被视为卫生系统绩效的一部分。系统绩效的好坏关键在于是否完成了系统的根本目标，而要实现这一目标，必须要有合理的投入，投入的合理性直接决定了公共卫生服务系统的运作。运作的优劣也进一步影响了产出，即公共卫生服务、相应的公共卫生政策和相关干预措施的效果。当公共卫生服务在质量、公平、效率、可及性方面实现最优化，且公共卫生服务系统在卫生系统中的功能发挥达到最大化时，可认为公共卫生服务系统具有良好的绩效。由于公共卫生服务系统是一个开放的系统，它不仅和卫生系统及其他系统相互作用，系统内各层面也相互影响。因此，系统绩效除了受到系统的投入、过程和结果的影响，还受到宏观环境的影响。

（二）运作模式简析

系统的投入、过程和产出共同影响着公共卫生服务系统的实践活动。围绕公共卫生服务系统的目标与功能，可从公共卫生服务系统的投入、过程、结果三个方面分析其绩效运作模式：

1.投入

投入是公共卫生服务开展的第一个环节，决定了公共卫生服务的利用与产出，包括传统的人力、物力和财力的投入。此外，公共卫生服务政策对其发展也起着至关重要的作用。当前中国正处在医改的重要时期，管理体制和运行机制都在不断创新。政策投入主要反映政府对公共卫生服务的重视程度，描述的是公共卫生服务发展的政策环境，如政府颁布与公共卫生服务发展有关的法规和政策、将公共卫生服务纳入政府工作目标和社会发展总体规划、将公共卫生服务纳入员工基本医疗保险和居民基本医疗保险、鼓励社会力量举办公共卫生服务、吸引人才到公共卫生服务机构工作的相关政策、社区首诊与双向转诊制度等。由于公共卫生服务的发展是在政府领导下有序进行的，因此政府部门的参与格外重要。

人力投入主要反映公共卫生服务开展过程中人力资源的投入状况，通过分析人力投入情况，评价人力资源要素的内部搭配是否合理，是否满足居民的健康保健需求。具体包括人力的结构与水平（每万居民全科医师数量，每万居民公共卫生医师、全科医师与护士的比例），人才培训投入（全科医师岗位培训或全科医学培训比例，公共卫生服务中心主任培训比例，上级医疗机构高、中级卫生技术人员到公共卫生服务中心提供技术指导和服务的年人均工作日）。

物力投入主要是对公共卫生服务场所及物资设备的投入。这里涉及开展公共卫生服务所必需的所有有形物资的投入，如场所面积、硬件标准、床位设备等。资金投入既要分析投入的水平，还要分析投入的分布。投入水平主要包括公共卫生服务资金投入的总体情况、与历年公共卫生服务投入的比较、与政府财政支出增长的比较。投入分布指资金的流向，包括公共卫生投入、基本医疗投入、医疗救助投入和其他投入。

2.过程

公共卫生服务过程评价既要反映公共卫生服务发展的现状，又要反映其组织结构和运行状况，同时还要反映其服务的产出，评价其投入产出的最优化实现。过程分析是对公共卫生服务效率、质量等方面的评价。服务效率是对公共卫生服务运行状况的直接评价，也从侧面反映了居民对公共卫生服务的利用程度，可以通过医疗服务单元成本、预防保健服务单元成本、门诊服务总次数、医疗总费用、药品费用比例、全科医师出诊次数、床位周转情况等加以反映。服务质量包括公共卫生和基本医疗质量两个方面。

在任何时间、任何场合，公共卫生服务的发展和资源投入终究是有限的，并且通常处于短缺状态。不计成本的高强度投入虽然能够取得一时的成效，但这种发展模式毕竟是不可持续的，只有高效率的公共卫生服务才有可能实现健康有序的发展。因此，必须评价公共卫生服务系统的运转过程是否完善，系统是否具有效率，公共卫生服务的提供是否具有效率，可供公共卫生服务利用的资源是否得到扩充，以及公共卫生服务的能力和质量是否得到提高。

3.结果

结果包括中间结果和最终结果。中间结果体现于公共卫生服务目标的实现，包括居民满意度、系统反应性、费用控制（如次均门诊费用、次均住院费用）等；最终结果体现于人群健康状况的改善情况，如居民基本健康知识知晓率、婴儿病死率和孕产妇死亡率等。

二、绩效评价运作的基本要素

（一）绩效评价的组织领导与考核专家组的构成

公共卫生服务系统不仅指公共卫生服务机构，还包括政府、社会力量和社区相关资源及其他医疗卫生机构，同时还包括上级医疗卫生机构、妇幼保健机构对公共卫生服务机构的技术支持，区域内公共卫生服务机构配置，居民利用公共卫生服务的可及性及其他卫生资源的配置，等等。所以，考核专家组应该由公共卫生服务、卫生管理、公共卫生等不同领域的专家学者构成。专家选择的条件存在不同，但主要包含：在卫生行政部门分管公共卫生服务工作的领导，长期从事公共卫生服务研究的学者，从事卫生管理、公共卫生等相关领域研究的学者。同时要求专家的工作年限或研究年限在 10 年以上，熟悉公共卫生服务考核评估过程，且具有丰富的实践经验。

（二）年度评价的周期安排

1.中期评价

（1）量化指标评价

在绩效考核中制定的量化指标，每半年由公共卫生服务的内查组进行自查，主要对公共卫生服务如传染病防治、精神病防治、职业病防治、环境与饮水卫生、眼病防治、牙病防治、学校卫生、意外伤害预防控制、社区常住和流动人口公共卫生管理、妇女保健、慢性病管理等数据进行上报。量化指标要做到统计口径统一化，评估指标数应与同期指标进行比较。

（2）质量指标评价

以卫生局、医疗保障局及上级业务主管部门所制定的各项医疗质量指标为考核评估标准，对医疗、护理、医技质量，以及医疗事故、医疗纠纷的发生及处置等情况进行评估。建立健全各项规章制度与岗位职责，建立院科两级管理目标及两级考核制，不断完善各项操作规程。

2.年终评估

第一，基本绩效中的"服务质量"应委托专业的上级部门，如疾病预防控制中心、妇幼保健所、卫生监督所、精神卫生中心、初级卫生保健委员会办公室、区卫生协会等进行考核。

第二，基本绩效中的"服务效果、运行效率、综合满意度"等委托社会专业评估咨询机构考核。

第三，项目绩效委托社会专业评估咨询机构考核。

（三）考核的形式和程序

1.考核形式

（1）建立内查制度

第一，内查的目的：通过内查结果评价绩效管理的有效性识别改进机会，为迎接上级机构的评价做准备。这是绩效管理有效运行的重要手段，也是持续改进的重要工具。

第二，内查审核方案的策划如下：

①确定内查的时机。

②确定审核的频次、目的、准则、范围等，考虑被审核活动的区域状况和区域的重要性。

③内审员能力要求：必须确保审核过程的客观性和公正性；接受绩效管理审核培训；具有审核经验或资格，以及受组织聘用。

④评价审核策划检查：检查内部审核过程是否切实改进了绩效管理，是否实施了有效的内部管理方案，以及内部审核的结果是否为分析医院绩效管理的有效性提供了证据，并编制年度内查计划。

（2）现场考核

考核专家组到各公共卫生服务中心现场，对公共卫生服务、家庭健康责任制相关服务、医疗服务、护理服务、社区服务、临床医疗质量、事故纠纷处置、人才培养、科研课题、医疗保险费用控制、服务效率、综合满意度、资源整合等方面进行全方位评价。

（3）综合评价

结合内查情况，根据现场考核成绩，综合评价各项公共卫生服务的实施情况、医疗服务数量与同期的对比、医疗质量考核成绩在区域内的排名、医疗保险按指标数执行的情况，以及财务收支情况。

2.考核程序

（1）评价前准备

收集评价信息，应用 PDCA 过程方法实施评价方案的管理，P——计划：根据顾客和组织要求及组织方针，建立提供结果所必要的目标和过程。D——实施：实施过程。C——检查：根据方针、目标和产品要求，对过程和产品进行监视和测量，并报告结果。A——改进：采取措施，以持续改进过程业绩。编制评价指标主要是对评价计划的编制，具体如下：

第一，职责：评价组长负责编制评价计划。

第二，评价计划主要内容有：评价目的、准则、引用文件；评价范围；评价组成员及其分工；评价日期、地点，以及关键区域资源配置等；受评价方的过程安排和时间安排，以及评价涉及的标准要求。

第三，确定评价时间、目的、范围和准则，确定评价所需要的时间。

第四，成立评价组织，确定评价组和评价组长。

（2）现场评价前准备

制订评价计划，准备评价资料，召开评价前准备会议，评价组成员分工，确认评价重点、难点以及需要注意的事项。首次会议和末次会议须邀请受评价方领导及有关部门参加。

（3）现场评价的实施

评价组成员按照评价计划的安排，以评价检查表为索引，按 PDCA 的思路，通过面谈、查阅文件记录、现场观察等方式，抽样收集并验证与评价目的、范围、准则有关的信息，包括与职能、活动过程间接有关的信息。

（四）考核反馈

现场评价形成评价报告，并将评价信息与公共卫生服务中心进行沟通，进行评价反馈。

1.当场反馈

检查结束后当场汇总专家组的评价结果，对不符合要求的环节或薄弱环节，形成书面意见反馈，编制现场评价表，撰写现场评价报告。

2.纠正措施及其验证

（1）纠正措施管理程序

第一，评审不合格。根据评价准则和严重程度，评审不合格项，确定不合格原因。

第二，评审确保不再发生不合格的措施需求。

第三，确定和实施所需要的措施，根据不符合项的性质确定纠正措施的实施有效性。

评价组跟踪验证，包括所采取措施验证结果，推动体系的持续改进。

（2）纠正措施的制定要求

第一，原因分析。应避免纯理论和空洞的分析，充分应用质量管理工具和方法进行深入的分析。

第二，找出主导因素，制定切实可行的措施。

（3）纠正措施的实施

第一，重点针对主导因素。

第二，措施要具体并可实施。

第三，确保实施到位，其中要注意以下几点：

①严格按计划进行，必要时调整计划；

②任务明确并落实到位；

③实施过程中切实督促检查；

④进行必要的考核；

⑤举一反三，检查系统中是否存在其他不合格项，如有则及时纠正。

（五）资金及费用支出

1.资金投入

（1）政府投入

区财政局根据公共卫生服务中心所管辖的居民服务人口数、中心医务人员编制数，以及员工上一年的收入情况，每年在上一年的基础上按一定比例递增，全年拨款金额按季度平均下发。

（2）主管部门奖励

根据各公共卫生服务中心绩效考核成绩以及在区域内的成绩排名，主管部门为优胜单位给予适当的金额奖励。

（3）其他来源

其他来源包括接受捐赠、项目经费等。

2.资金支出

（1）中心人员工资福利支出

中心人员工资福利支出包括药费、医疗器材支出及损耗，以及办公用品支出和其他资本性支出。公共卫生服务中心根据每月所需的各种开支进行提前预算，上报主管部门。

（2）中心硬件建设支出

设施设备、人员培训等支出，属于中心硬件建设支出。

（六）考核的激励机制

1.绩效考核与预算支出增量挂钩

对于绩效考核成绩优秀者，应适当增加预算支出额度。对于绩效考核成绩不佳者，预算支出额度维持在上年度水平。

2.绩效考核与绩效工资挂钩

绩效工资占公共卫生服务中心薪酬预算的20％。绩效考核合格者，年底足额发放绩效奖金。

绩效工资分为"基本绩效工资"和"项目绩效工资"两类。"基本绩效工资"对应基本绩效考核结果，占年绩效工资的80％；"项目绩效工资"对应项目绩效考核结果，占年绩效工资的20％。

绩效考核得分需要按三段统计：60～79分为合格，80～89分为良好，90分以上为优秀。优秀者足额发放绩效工资，良好者按绩效工资的 95 %发放，合格者按绩效工资的 80 %发放，不合格者不发放绩效工资。

三、绩效评价运作的质量控制

（一）明确考核目的

考核的首要目的是实现医院管理目标并对管理过程进行控制。通过考核，了解和检验员工及组织的绩效，并通过结果反馈与整改，提升员工绩效并改善医院管理。同时，实行绩效考核双轨制，考核范围覆盖全院，把考核结果与人员的适用性、管理的适时性及各种利益的分配等纳入绩效考核范畴，使绩效考核成为传递医院文化和理念的有效渠道，充分体现医院的管理目标和工作要求。

（二）制定考核标准

制定一套科学合理、切实可行的绩效考核方案，需要根据医院绩效考核工作的管理目标，针对不同科室的岗位和职责要求，进行有效的工作分析，确认每个部门与科室的绩效考核指标，逐步制定质量绩效考核细则。

（三）确立考核周期

在实行绩效考核过程中，可采用双重考核制，根据不同的绩效指标设定不同的考核周期，即每月与科室、部门个人效益挂钩的月绩效考核及干部聘期内的任期目标绩效考核。

第五节 公共卫生服务绩效评价指标

一、绩效评价指标的描述

绩效指标是用于具体评估组织或个人在特定时间内实现目标程度的一组量化标准。健康档案累计覆盖率、签约家庭户数、费用节约率等都属于绩效指标。

绩效评价指标是衡量部门绩效的标准，常常以量化的形式出现，反映部门活动的结果。绩效标准既是管理工具，又是监测、考察、衡量和评价业绩的"指示标"和"前进方向"，为管理体制改革和绩效评价提供了技术支持。绩效评价指标是反映机构、项目、程序或功能运作情况的重要指标，能够将不确定因素、活动、产品、结果及其他对绩效具有重要意义的因素量化。

考核指标不是凭考核者的主观意志制定的，它来源于最高层的战略目标以及最基础的工作分析和业务流程。

（一）部门发展战略以及相应的战略目标

绩效考核若不坚持战略导向，就很难保证绩效考核能有效支持部门战略。战略规划的实施，本质上是通过战略导向的绩效指标设计来实现的。

（二）工作分析

工作分析是设计绩效考核指标的基础依据。通过考核目的，对被考核者岗位的工作内容、性质以及完成这些工作所具备的条件等进行研究和分析，能够确定指标的各项要素。

（三）业务流程

绩效考核指标必须从业务流程中提取。根据被考核者在流程中的角色、责任以及同上游、下游之间的关系，来确定衡量其工作成效的绩效指标。

绩效评价指标体系建构是绩效评价的首要环节，其科学性与有效性直接关系到绩效评价的成败。构建绩效评价指标体系是绩效评价体系中的核心问题，绩效评价的顺畅性和有效性关键在于绩效评价指标体系的设计。

二、绩效评价指标的分类

绩效评价指标可以从不同角度进行多种区分，既有定性指标（软指标），也有定量指标（硬指标）。软指标主要是通过人的主观评价得出，通常由内行的专家进行评价，同时借助多个评价主体共同参与，以避免经验局限性和主观意识的影响。软指标的优势在于不受统计数据的限制，能够充分发挥人的智慧和经验，综合更多因素，使评价更加全面。硬指标以统计数据为基础，把统计数据作为主要评价信息，建立评价数学模型，以数学手段得出评价结果，并以数量形式呈现。硬指标的优势在于可以避免评价中的个人经验和主观意识的影响，比较客观和可靠。硬指标还可以借助计算机等工具处理评价结果，提高评价的可行性和有效性。

在进行绩效评价时，可以根据不同岗位的特点和需要选择不同的指标。

（一）根据绩效评价指标的性质和结构以及侧重点区分

1.品质特征型的绩效评价指标

品质特征型的绩效评价指标也被称为特征性效标。品质特征型的绩效评价指标指的是反映和体现被评价者品质特征的评价指标，主要包括性格特征、兴趣爱好、记忆能力、语言表达能力、听写能力、思维判断能力、理解想象能力、逻辑思考能力、进取精神、思想政策水平等。运用上述各种反映员工个体品质特征的指标，可以对员工的性格特征和心理品质等潜能做出较为全面准确的测量和评定，从而说明该员工是何种类型、具有何种潜质的人。

2.行为过程型的绩效评价指标

行为过程型的绩效评价指标也被称为行为性效标。行为过程型的绩效评价指标是反映员工在劳动工作过程中的行为表现的各种评价指标，这些指标可以说明员工在某个方面是如何表现的，又是采用什么方法完成本职工作的。

3.工作结果型的绩效评价指标

无论组织还是员工个人，他们的工作绩效总是表现为某种实际的产出结果，无论这些结果是物质性的实物产品，还是精神性的非实物成果，都可以采用一定的技术经济指标进行衡量和评定。这些指标与反映个人品质特征的指标不同，它们是潜在劳动的结果，是劳动的固化和凝结，如健康教育人次、妇女保健指导人次、门诊护理人次等均属于反映劳动数量的指标。

综合运用品质特征型、行为过程型、工作结果型这三类评价指标进行绩效评价指标体系的设计，是一种较为常见且有效的方式。这三类评价指标各有其特定的适用范围和局限，因此在设计绩效评价指标体系时应综合考虑。

(二)根据绩效评价的对象和范围区分

根据绩效评价的对象和范围，绩效评价可以分为组织绩效评价和个人绩效评价。

1.组织绩效评价指标

组织绩效评价根据工作性质的不同，又可分为生产性组织的绩效评价、技术性组织的绩效评价、管理性组织的绩效评价、服务性组织的绩效评价等。对于生产性组织的绩效评价，它一般有客观的物质产出，因此应以最终的工作成果，如生产数量、生产质量等为主要评价指标，同时也要评价其工作方式、组织气氛等指标。对于管理性组织和服务性组织的绩效评价，其性质是比较相似的，它们一般不会有客观的物质性成果的产出，因此，应主要评价其整体素质、工作效率、出勤率工作方式、组织气氛等指标。

2.个人绩效评价指标

由于评价的具体对象和岗位工作性质的不同，个人绩效评价指标体系也不完全相同。一般情况下，可根据岗位分类分级的结果，分别为各类各级人员制定相应的绩效评价指标体系。个人绩效评价指标包括人员品质特征要求、工作行为表现和产出结果三个方面的具体指标。

(三)根据绩效评价的内容区分

1.工作能力评价指标

不同的职务对于个人工作能力的要求是不同的，只有在绩效评价体系中加入工作能力方面的评价指标，才能使评价结果真正反映出员工的整体绩效。另外，通过工作能力指标的行为引导作用，鼓励员工提高与工作相关的能力，并根据工作能力评价的结果做出相应的人事调整决定。

2.工作态度评价指标

为了对员工的行为进行引导从而达到绩效管理的目的，在绩效评价体系中应加入上工作态度方面的评价指标。工作态度的评价重点包括工作的认真度、责任度，工作努力的程度，是否有干劲、有热情，是否忠于职守，是否服从命令，等等。工作态度与工作能力在一定程度上共同决定员工的实际工作业绩。但是，即使有好的工作态度，工作能力也未必能够完全发挥并转化为相应的工作业绩。这是因为从能力、态度向业绩转化的过程中，还要受到一些外界因素的影响，如工作环境是否正常、工作分工是否合理、供求关系、资源的保证程度等。因此，为了保证评价的公正性和公平性，工作态度评价要剔除外界的因素和条件。

3.工作业绩评价指标

工作业绩就是工作行为所产生的结果，工作业绩评价是对员工在岗位工作中所取得成果的评价。人们普遍认为业绩具有客观可比性，只有依靠业绩进行评价，绩效评价才能实现公平与公正。工作业绩指标通常包括完成工作的数量指标、质量指标、工作效率指标，以及成本费用指标等。

第六节 公共卫生服务绩效评价体系

公共卫生服务中心作为卫生系统的重要组成部分，以其方便、快捷、经济和人性化的服务越来越受到人们的关注和支持。根据《中共中央、国务院关于进一步加强农村卫生工作的决定》和《国务院关于发展城市社区卫生服务的指导意见》，公共卫生服务中心要坚持服务的公益性质，注重卫生服务的公平、效率和可及性，强调预防保健、公共卫生和提供基本医疗服务等复合功能。随着我国国力的增强和解决当前"看病贵、看病难"问题的迫切性，政府更加关注公共卫生服务中心的建设和发展，致力于解决老百姓基本健康服务的供给和利用问题。我国卫生改革中出现的问题必须用改革的思路和创新的办法解决，可以肯定的是，加强绩效评价将成为政府监管和宏观调控公共卫生服务中心的重要手段。

在公共卫生服务中心的综合试点工作中，关键问题之一是如何科学评价卫生机构的绩效。公共卫生服务是关乎人群健康的特殊行业，具有很强的社会公益性，同时又是社会发展和政府执政理念的综合体现。因此，在评价其绩效时，需要一个能贯彻始终的绩效评价理论和价值取向，既能体现政府的政策方针和卫生目标，又能有效维护患者的健康权益，同时还能有效激励公共卫生服务中心工作人员的积极性，确保提供的基本医疗服务具有良好的可及性、公平性和效率等。

综合当前国内卫生领域的各种绩效评价研究成果，紧扣我国卫生改革的趋势，要想构建一套科学、合理、全面的公共卫生服务中心绩效评价指标体系，需要一个新的绩效评价理论框架。尽管不同国家和组织的绩效评价概念框架各异，但绝大多数框架的核心是促进健康和围绕需求方对卫生机构进行有效管理。比较研究发现，公共卫生服务中心内部和外部绩效考核指标分析框架，阿维迪斯·多那比第安提出的结构指标、过程指标和结果指标的理论分析框架，"3E"评价法，即经济性、效益性、效率性，以及经济合作与发展组织（Organization for Economic Co-operation and Development，OECD）提出的"蜘蛛网图"分析框架，在世界范围内都被不同程度地直接引用和综合运用。

公共卫生服务中心的绩效评价是指对其占有、使用、管理与配置资源的效果进行评价，是反映机构、项目、程序或功能运作情况的重要手段。通过对公共卫生服务中心的效率和管理者业绩的评价结果进行有效决策，可以优化运作管理，提高运作效率。在绩效评价的过程中，一是需要掌握公共卫生服务中心当前的运作状况；二是要分析其整体绩效表现是在提升还是在恶化。因此，建立公共卫生服务中心绩效评价模型具有重要的指导意义。绩效评价不是目的，而是作为科学管理的辅助手段，其最终目的是促进机构运作效率稳步提升，确保整体绩效表现良好。基于此，绩效评价模型应包括评价准则设计、指标体系设计、评价模型设计和评价结果分析四个方面的内容。

一、绩效评价指标的设置原则与选择依据

（一）绩效评价指标的设置原则

绩效指标一般可以分为数量指标和行为指标。数量指标是指可以用实际数据测量的指标；行为指标是指用来表示组织或人员某种行为强度高低的指标，一般难以用实际数据表示，只能用相对的数值比较相互之间行为强度的高低。大多数的管理者都希望能够获得数量化的指标体系，但是这一愿望往往难以实现。因此，在实际测量和评价中，绩效结果经常通过人们对行为强度的判断来获得。在绩效指标设计上，英国、美国等国家普遍遵循的基本原则可以概括为一个由英文大写字母组成的单词"SMART"。

"S"代表"specific"，要求绩效指标应该是"具体的""明确的""切中目标的"，而不是"模棱两可的""抽象的"。

"M"代表"measurable"，要求绩效指标最终是"可衡量的""可评价的"，能够形成数量指标或行为指标，而不是"笼统的""主观的"描述。

"A"代表"achievable"，要求绩效指标是"能够实现的"，而不是"过高或过低"或者"不切实际的"。

"R"代表"realistic"，要求绩效指标是"现实的"，而不是"凭空想象的"或"假设的"。

"T"代表"time-bound"，要求绩效指标具有"时限性"，而不是仅仅存在模糊的时间概念或根本不考虑完成期限。

制定绩效指标需要遵循以下八项原则：

1.客观性原则

应以岗位特征为依据，避免"一刀切"。

2.明确性原则

指标要明确具体，即对工作数量和质量、责任、业绩做出明确的界定。

3.细分化原则

指标是对工作目标的分解，需要细化至可直接评定。

4.可操作性原则

指标应切合实际工作要求，避免过高或过低。

5.界限清楚原则

每项指标的内涵和外延都应界定清楚，避免产生歧义。

6.可比性原则

同一层次、同一职务或同一工作性质的岗位指标必须在横向上保持一致。

7.少而精原则

指标应反映主要工作要求，简单明了，易于执行、接受和理解。简单的结构可以使评价过程缩短，提高考核工作效益。

8.相对稳定性原则

选定指标后要保持相对稳定，避免随意更改。

绩效考核指标并不是越多越好，因为绩效管理存在成本，指标越多，成本越高。因此，在提取指标时，应选取最需要考核的关键指标。绩效考核指标的数量还与岗位层次相关，基层岗位的指标数量相对较少。绩效考核主要针对关键业绩指标进行，而关键指标的数量应有所限制。

（二）绩效评价指标的选择依据

由于绩效评价指标应与绩效评价目的和评价对象的系统运行目标一致，因此，绩效评价的目的和被评价人员所承担的工作内容与绩效标准就成为绩效评价指标的选择依据。

1.绩效考评的目的

尽管可用于评价某一岗位绩效情况的指标众多，但是绩效评价不可能面面俱到，因此，根据绩效评价的目的对绩效评价指标进行选择至关重要。

2.被评价人员所承担的工作内容与绩效标准

每位被评价人员的工作内容与绩效标准都是通过将部门的总体目标分解为分目标并落实到各个部门，再进一步分工而确定的。每位员工都应有明确的工作内容和绩效标准，以确保工作顺利进行和工作目标的实现。绩效评价指标应体现这些工作内容和标准，从而引导员工的行为，使员工的行为与组织的目标保持一致。

3.取得评价所需信息的便利程度

指标的选择要考虑社会发展的整体价值取向和社会公众的需求。在不同时间、不同地区和不同社会历史条件下，即使是对同一级部门的绩效进行评价，也会采用不同的评价指标。因此，在选择评价指标时必须关注可行性问题。一方面，指标不应该太少，以免遗漏重要工作内容；另一方面，太多的指标可能导致成本过高或令人困惑，缺乏实际操作性。一般来说，最佳的绩效评价指标体系是将精力集中于那些最需要监督和控制的基础项目，关键在于收集有限但必不可少的信息作为评价依据。

要全面、正确地衡量部门绩效，必须选择多种绩效指标，构建完整的指标体系。科学的指标体系不仅包括定量指标，还包括定性指标。尽管各部门的绩效评价指标各有不同，但仍存在一些共通之处。各部门可以在一定指标体系的指导下，根据自己的特点与实际制定个性化指标，这样既保持独特性，又能实现数据共享。在评价指标方面，采用部门指标与通用指标相结合、定性指标和定量指标相结合、传统指标与现代指标相结合、正数指标与负数指标相结合、基本指标与修正指标相结合的方式，着力构建一个全面、客观、公平的指标体系。同时，指标划分要重视技术性问题，也就是如何把每一级机构及各部门的职能更进一步细化，并对其所管理的具体事务进行归类与多级划分。一般来说，划分越具体，技术性问题越突出；划分越具体，越能进行量化分析，绩效评价就越准确。

（三）指标选取过程中需要注意的问题

1.绩效指标本身要有可操作性并能根据时间的改变而变化

要制定一个周密的绩效评价指标体系，需要将其内容缩减至可操作的范围内，因为采用的绩效评价指标越多，绩效评价所耗费的资源也就越多。如果不考虑绩效指标的有限性与有效性，那么绩效评价本身就违反了效率原则。反过来说，绩效评价指标体系至少应该涵盖工作程序中的重要步骤以及对工作最具影响的不确定因素。在资源和时间都允许的情况下，可适当增加一些绩效评价标准，但这些指标也必须在实际运作中进行验证，对于那些偏离目的的指标，可以考虑对其进行完善或删除。此外，由于不同时期的工作任务不同，应根据情况的变化相应调整某些指标，以适应新的要求。

2.实际工作者应参与指标的制定

实际工作者对于自己的工作情况最为了解，他们最清楚何种指标能最好地反映工作现实，以及在构建指标体系过程中可能遇到的困难。让他们参加指标体系的构建过程，不仅能使指标体系更为客观，更具有可操作性，还能让他们产生"主人翁"意识，有利于激励其为组织的成功做出贡献、提出建议，从而提升工作绩效。

在绩效指标的制定程序上，不应采用由上而下的命令方式来决定绩效标准，而应更多地采用放权的形式，由被评价者根据实际工作情况提出合适的评价指标，然后在工作小组中讨论。如果涉及社会公众，需要通过问卷调查或者访谈的方式收集社会公众对绩效标准的意见，通过自下而上、公众参与的方式建立绩效标准，在多方同意的基础上达成一致。

3.各类绩效评价指标应进行整合

建立绩效评价指标体系并不是简单的标准罗列或"大杂烩"，而是要对各类绩效评价指标进行整合，这是一个长期努力和探索的过程。建立绩效评价指标体系存在一定的难度，在绩效评价指标体系建立的过程中，既要考虑反映短期效果的指标，也不能忽略长期效果指标的作用。只有在充分认识绩效评价指标的特性和难点的基础上，才有可能建立全面而又科学的绩效评价指标体系。为此，有必要对各类绩效评价指标进行有效整合。

二、建立公共卫生服务绩效评价体系

（一）指标体系的构建原则

1.代表性原则

指标的选取要尽量做到少而精，即有代表性。尽管反映公共卫生服务中心经营绩效的指标有很多，但构建指标体系时不能将所有可计算的指标都纳入其中。指标体系的建立不是依靠大量细小指标的简单堆砌，而应选择一些能够综合反映公共卫生服务中心运营情况的、具有代表性的指标。

2.可操作性原则

建立评价指标体系的目的是更好地对公共卫生服务中心实施测量和评价等监管工

作。因此，在选择指标时，应注重相关数据资料的获取难度，确保指标具有可操作性和可检验性以及可比性。

3.科学性原则

指标体系的构建是一项复杂的系统工程，既要有创新精神，又要有理论依据，同时又能反映实际情况。指标从宏观到微观层层深入，各指标之间既相互独立又相互联系，共同构成一个有机整体。在选择指标时，应注意指标的来源是否合理，最好将公共卫生服务中心的统计数据和财务报表作为指标来源。

4.导向性原则

指标体系除了具备评价功能，还应具备导向功能。导向性原则是指指标体系应对公共卫生服务中心的管理工作起到导向和监控作用，推动管理工作规范化，以实现最佳绩效为目标，最终促进公共卫生服务中心可持续发展。

5.定量与定性相结合的原则

定量指标具有具体、直观的特点，评价时可以计算实际数值，而且可以制定明确的评价标准。但不是所有反映公共卫生服务中心绩效的指标都能够被量化，对必需但不能被量化的指标，可以选用定性指标来反映。定性指标不仅可以弥补定量指标的不足，还可以纠正过度依赖定量指标对公共卫生服务中心长远利益造成的负面影响。定量与定性相结合可以使公共卫生服务中心绩效评价指标更具综合性和导向性。

6.动态性原则

动态性原则强调指标体系在一定时期内是相对稳定的，但是能随着社会经济的发展而进行适当调整。

（二）建立公共卫生服务绩效评价体系的步骤

1.确立目标

绩效评价的目的是在提高效率和管理能力的同时，提高服务质量，建立和发展公共责任机制，提高公众的满意度，增强公众对卫生部门的信任。绩效目标是对评价对象所期望的结果，衡量卫生部门绩效的标准是其既定目标的实现程度。评价指标体系的构建就是通过各种手段把这些绩效目标转化为需要完成的、可操作的、具体的指标或任务。绩效评价的目标也是影响评价指标体系构建的重要因素。评价目标是绩效评价的出发点，决定了绩效评价的重点和倾向。

国内外许多学者专家对评价的目标要素进行了多种归纳，结论虽不尽相同，但都认为目标要素是一个结构。"3E"评价法曾被西方学者认为是绩效评价的"新正统学说"。

如某地区对公共卫生服务中心提出的目标包括：①创建"中医进社区"示范区；②完成健康档案建档率和更新率；③在延长门诊服务时间方面有新举措；④完成"科教兴医三年行动计划"指定的各项指标；⑤在为弱势人群医疗服务方面有新增量；⑥除政策性亏损外，与上年度比结余有进步；⑦获评一级党支部；⑧与二、三级医院专家支援社区合作并取得一定成效。

要求部分指定单位达标的项目包括：①完成示范性公共卫生服务站的创建；②巩固计划生育"一门式"服务或残疾人康复指导工作；③承担发热门诊、结核病门诊、计划生育手术等工作；④承担市、区级各类培训基地任务；⑤完成街、镇政府的指派性任务。

2.设计结构

绩效评价的指标体系是指为实现评价目标，按照系统方法构建的一系列反映评价对象各个侧面的相关指标组成的系统结构。指标体系的结构就是构成这一系统的框架、维度和边界。

维度是对评价范围的类型划分，通过维度区分，可以使评价层面更加条理化、评价视角更加集中，从而增强评价标准的可比性。

近年来，中国香港特别行政区通过绩效评价的积极实践，并在若干部门进行系统试验，已经形成一套包括四个维度和若干指标的评价结构。

第一，目标维度。主要评价部门在政策目标、关键成效区域、政府整体目标以及财政绩效方面的实现程度。

第二，顾客维度。这是服务于顾客管理目标的具体化，主要评价各种顾客群体需求的满足程度。可以设置顾客的满意水平、顾客型服务目标的完成情况、公众对关键问题和服务的了解程度等指标。

第三，过程维度。参照部门管理，运用目标管理和顾客取向的举措，构建公共服务顾客满意的体系。这方面的指标主要包括核心过程的效率（如单位产量、提供的服务）、主要功能实现的准确性和质量、新的形式或过程改良等。

第四，组织和雇员的维度。这个维度以不断地改进为标准，主要指标包括同去年相比较的绩效、受训雇员数量、全体雇员的满意度和士气、信息管理的质量等。

当确定绩效目标和评价目标后，设定评价指标体系的框架、维度和边界就是一项不可忽视的工作。为某类评价对象就某个评价目标制定评价指标时，必然要涉及指标数量、指标层级划分等问题。如果没有恰当的框架结构，可能会拟定过多的目标或层次。实际上，并不是指标数量和层次越多，评价的结果就越精确，有时指标数量和层次太多，不但会使整个指标体系显得杂乱无章，还有可能降低评价的精度，同时增加评价的工作量，使评价过程过于烦琐。所以必须设计一个统一且易操作的指标结构。

与指标相比，维度是为评价对象、评价行为的类型区分，规定了评价的基本面向；而指标则是评价的具体手段，可视为维度的直接载体和外在表现。维度划分与评价主体的多元结构密切联系，满意度是两者统一的基础。维度划分服务于评价主体的结构需要，便于各个评价主体从不同的评价角度对同一个组织行为进行评价。此外，维度划分还可以适应不同评价主体的特点，使特定的评价主体有针对性地采用某个维度，尽可能减少交叉而带来的主观因素影响。当然，在一个评价指标体系中，维度的数量并无固定规则。

3.拟定指标

评价指标的设计与选择是整个评价过程中最为重要也最困难的工作。总体而言，有效选择评价指标必须把握好以下关系：内部指标与外部指标相结合、数量指标与质量指标相结合、肯定性指标与否定性指标相结合、技术性指标与民主性指标相结合、支出指标与回报指标相结合、客观指标与主观指标相结合、工作指标与业绩指标相结合、行政指标与业务指标相结合、个体指标与团体指标相结合。

（1）绩效评价指标的筛选方法

借鉴关键绩效指标法，依据综合评价的绩效管理理念，结合当前公共卫生服务中心的特点，立足于现有卫生统计报表中的统计数据，在查阅国内外大量文献的基础上，采用专题小组讨论的方法，在收集的公共卫生服务的原始资料中筛选出绩效评价的相关指标。为了保证筛选出的指标灵敏、实用且科学，指标的筛选采用主观与客观相结合的方法，结合现场调查的客观数据进行多因素分析，对备选指标进行单独筛选，综合各种方法筛选的结果后，将被多方认可的指标作为绩效评价指标。

（2）绩效评价指标选取

在绩效评价指标初选的基础上，需要进行严格的筛选，并结合各位专家的意见，增补指标。

第一，不同工作内容绩效评价指标的选取。

一般而言，选取绩效评价指标的关键就是围绕该机构的性质与工作目标来确定。因此，在确定绩效评价指标时，必须明确：该机构的任务，为完成此任务需要建立并实现的宗旨和目标，以及可以作为任务完成的绩效评价指标。所选择的评价指标应该至少涵盖工作程序中的关键步骤，以及对工作最具影响的不确定因素。在同一部门的各项工作中，有两类不同性质的工作内容：一类是为达到部门主要职能而必须进行的较为固定的工作，即日常工作；另一类是为实现一定目标而开展的比较新颖的项目，这些工作项目是这个部门特有的，具有创新性的项目，即特色工作。

对日常工作与特色工作进行区分是必要的。因为对于日常工作，可以通过各项指标比较明晰地了解到工作的效果、质量、公众满意度。对于特色工作，由于其具有创新性且处于实验阶段，评价难度较大。这类工作的具体实施方法对于各评价主体而言可能是比较陌生的。针对特色工作的这些特征，除了要以与日常工作具有同质性的指标进行衡量，还要以其他的方式更详细地了解情况。这些情况包括特色工作的构想出发点、当前完成的情况、公众的反应、执行过程中所遇到的困难以及解决的方法。从形式上看，这种评价更像是在工作完成情况的基础上，对特色工作的可行性、质量、推广程度的综合评价。

第二，不同类型部门绩效评价指标的选取。

由于各个部门存在服务对象、工作性质方面的差异，因此要通过不同的方法衡量各部门的绩效，各种衡量方法的侧重点也有所差异。主要可以分为以下两类：一类是主要向社会提供服务的部门，即外部机关，如计划免疫科、门诊各诊室等；另一类是内部管理部门，即内部管理机构，如总务部门、财务部门、人事部门等。尽管外部机关的产出难以测定，但还是可以通过各种方法进行量化分析，以提供服务的后果为重点进行衡量。而内部管理部门的产出难以用量化的方法进行衡量，而且难以观察，很难从后果上进行衡量，只能通过过程和程序进行控制和评价。

首先，外部机关绩效评价指标的选取。外部机关绩效评价指标主要包括投入指标、产出指标、效果指标、满意度指标、质量指标、成本效益指标、效率指标。投入指标是指为实现某一目标而消耗的人力、物力、财力，如护理绩效评价中的床护比。产出指标是指为提供服务所做出的努力，如残疾人康复指导人次。效果指标是指服务供给产生的效果，如健康档案累计覆盖率。满意度指标指提供的服务与公众需要的契合度，如出院患者满意度。质量指标反映公众期待的有效性。成本效益指标将投入与产出结合起来。效率指标是指衡量资源产出单位服务的能力，效率测定对效率的描述是定量而非定性的，反映的是整体而非个别情况。

其次，内部管理部门绩效评价指标的选取。内部管理部门并不向社会直接提供产品或服务，其服务对象是其他工作部门或机构，或者说它们仅辅助、协调其他工作部门的工作。对这类机关的绩效评价的重点，应当转移到对工作过程的控制和其他部门工作人员的满意度上来。

内部管理部门绩效评价指标主要包括：遵守纪律性指标、投入指标、及时性指标、程序改进指标、内部工作人员满意度指标。遵守纪律性指标是指部门是否按法律、法规、规章及内部规范的规定完成工作。投入指标是指为完成某项工作所耗费的资源，即投入的劳动力和时间。及时性指标是指是否按照要求或计划规定的固定期进行服务。比如，人事部门是否按时进行工作人员的业务培训。程序改进指标是指工作的程序是否过于复杂导致工作效率不高或工作成本较高，是否具有改进的必要。内部工作人员满意度指标的基本含义与前述满意度指标的含义相同，在这里，内部的工作人员为服务对象，如内部工作人员对组织学习重要思想活动的满意度。

通常，人们将公共卫生服务中心的绩效指标分为一级指标、二级指标、三级指标。

评价指标确定之后的任务就是为评价指标设定评价标准。评价标准是绩效评价的参照系。如果将衡量绩效的评价指标比作一把尺子，评价标准就是尺子上的刻度。如果尺子上没有刻度，就不能测量长短。同样，若评价指标没有评价标准作为其参照系，得出的评价结果对于量化指标而言只是纯粹的数字，对于非量化指标而言只是一些描述性的语言，无法转化为可比较的分数，也就失去了评价的意义。因此，确定评价标准也是构建绩效评价指标体系的关键环节。

绩效评价标准不仅要公之于众，而且要记录在案，并规定其使用期限。有效的绩效评价标准必须符合信度和效度原则，信度是指评价结果必须相当可靠，即在较短的时间间隔内，评价结果基本趋向一致，偏差较小；效度是指达到所期望目标的程度，也是评价标准与被评价内容间的关联程度。绩效评价是质的标准和量的标准的统一，但根据具体内容的不同各有侧重。评价标准主要包括三个方面：一是数量标准，包括投入与产出比例、效益比例和能力比例；二是行为标准，即依据一定的法规、制度、程序和指标等的实现程度，判定行政效能的高低；三是功能标准。

4.设定权重

在公共卫生服务中心绩效评价中，权重是用来表示各项绩效指标相对重要性的百分比。权重系数的确定是否合理对建立综合评价模型十分重要，科学合理地确定每一项指标的权重，是保证综合指标体系在实际评价工作中切实可行的关键。

在对多维度指标进行评价时，指标数量较多，且这些评价标准对评价对象所起的作用大小不一。也就是说，同样都是评价指标，但它们对评价结果的影响程度是不同的。根据评价指标对评价对象影响的大小，应该对每项评价指标的权值进行设定。根据评价指标相互影响的大小确定的权值被称为影响权值，而依照主观的价值判断所确定的权值则被称为价值权值。实际上，这也是对系统的评价指标进行排序的过程。

具体而言，对于评价指标体系中的各项定量指标，应该根据指标各项因素进行排序，通过回归分析确定其权值，所以一切与排序相关的处理也可当作权值的处理方法。而对于指标体系中的大多数定性指标，可以采用专家直观判定法确定其权值。

公共卫生服务中心的总体评价表一般使用百分制。在明确各维度的权重系数后，就可以对整个评价表进行加总计算。评价模式技术指标的确定工作主要由评价管理机构负责，专业人员必须做好以下两项工作：

首先，精心设计。每一项指标权重、每一个维度权重都要经过反复推敲、反复研究，这是评价效度极为关键的环节。

其次，周密计算。面对众多的评价表格，两级加权计算非常复杂，专业人员一定要认真细致，确保每一个数据的准确性。

三、公共卫生服务绩效评价的指标体系和内容

公共卫生服务绩效评价体系是为实现公共卫生服务目标，按照系统论方法构建的、由一系列反映公共卫生服务中心各个侧面信息的指标集合而成的评价系统。目前，欧洲一些国家的社区医院已在组织、部门、个人等层次成功实施了绩效管理。随着我国经济

体制改革和医疗机构改革的深入，以及医疗服务市场竞争的进一步加剧，人们对医疗机构的选择性不断增强，无论是对医院医疗质量、服务质量、经营水平等进行内部评价，还是外部评价，均已提上日程。因此，建立一套科学的公共卫生服务绩效评价体系已成为当务之急。

如何评价社区医院绩效是当今世界普遍关注的话题。要达成共识，首先必须明确绩效指标的基本含义。通常来讲，绩效指标是指一种行为的信号与指导，是用数量形式测量社区医院活动特征的官方测量工具。这种测量可以是绝对性的，也可以是相对性的；既包括固定的、机械的程序，也包括非正式的过程，如同行评价或声誉排行等，为社区医院发展提供相关的有用信息。

对公共卫生服务中心绩效指标的分类是制定和运用绩效指标的基础，也体现了人们对绩效指标研究的深化。绩效指标有多种分类方法，其中一种方法是将绩效指标分为三类，即内部指标、外部指标和运行指标。内部指标反映了公共卫生服务中心的内部特征，外部指标反映了公共卫生服务中心的科室设置对社会经济的适应情况，而运行指标主要指公共卫生服务中心的单位成本、工作人员的工作量、医疗设备的使用效率等医务工作的"生产率"情况。另一种方法是将绩效指标分为输入指标、过程指标和输出指标三类。其中，输入指标主要指公共卫生服务中心可利用的资源、人力和经费情况；过程指标指办医活动中有关资源使用率、管理行为和组织运行情况；输出指标是指办医活动中最终取得的成绩与产出。此外，还可以引入管理的概念，将绩效指标分为经济指标、效率指标和效益指标。其中，经济指标着眼于将实际输入与目标所规定的输入进行比较，从而衡量输入的节省情况，以避免过度花费；效率指标着眼于输入和输出的比较，通常是将现实的结果与现实的输入进行比较，从而考察资源的使用情况，以追求成本的最小化；效益指标着重衡量所规定的目标是否已经实现，从而衡量工作的有效性，以追求目标的实现。经济、效益、效率通常涉及医院的各个方面，从医院的投入、过程和产出这三者的关系看，投入指标更多地与经济相联系，过程指标更多地与效率相联系，而产出指标更多地与效益相联系。

参 考 文 献

[1]赵茹.新形势下基层社区卫生服务中心的财务管理工作途径探讨[J].财会学习，2020（10）：37-38.

[2]何子张，刘旸.韧性城市视角下国土空间防疫体系构建的规划策略[J].北京规划建设，2020（2）：15-18.

[3]郑瑞军，陈素凤，乔旭界，等.我国基层首诊制现状及其效果的系统评价[J].卫生软科学，2020，34（4）：14-18.

[4]官绯妍.试析医院公共卫生事业管理中存在的问题及改进建议[J].中国卫生产业，2019，16（31）：20-22.

[5]张荣敏.新时代卫生健康事业改革发展与医院管理创新[M].北京：光明日报出版社，2019.

[6]叶浩森.社区卫生诊断方法与实践[M].北京：人民卫生出版社，2019.

[7]李明，杜兆辉.社区卫生服务医院感染分级实用手册[M].北京：人民卫生出版社，2019.

[8]梁海伦.以患者为中心的医疗服务与管理[M].北京：化学工业出版社，2019.

[9]钱庆文，邹新春.医疗质量与患者安全[M].北京：光明日报出版社，2019.

[10]宋理国，刘巍.卫生信息技术应用基础[M].西安：陕西师范大学出版总社有限公司，2019.

[11]姚强.国家卫生系统绩效评价：理论与实证研究[M].北京：中国社会科学出版社，2018.

[12]黄仁彬，吴志坚.医疗质量管理体系建设与实践[M].北京：科学技术文献出版社，2018.

[13]陆国咪.基层卫生信息化建设的实践与思考[M].北京：电子工业出版社，2018.

[14]王冉，杨霞，孙宁云.新形势下公共卫生事业管理理论研究[M].北京：中国原子

能出版社，2017.

[15]胡红濮.基于信息技术的社区卫生服务绩效管理研究[M].北京：人民卫生出版社，2017.

[16]沈剑峰.个性化健康医疗管理服务[M].北京：人民卫生出版社，2017.

[17]杨辉，张月明.医院医疗辅助服务作业指南[M].北京：人民卫生出版社，2017.

[18]张剑.医疗服务信息安全[M].成都：电子科技大学出版社，2017.

[19]范从华.突发公共卫生事件理论与实践[M].昆明：云南科技出版社，2017.

[20]李佩环.医疗技术临床准入伦理审查指标体系解读[M].北京：军事医学科学出版社，2016.

[21]姚建红.卫生法与卫生政策[M].北京：中国协和医科大学出版社，2022.

[22]赵德余.医疗卫生政策的理论思考与实施经验[M].上海：上海人民出版社，2017.